对分课堂教学手册丛书
丛书主编　张学新

对分课堂之
The PAD Class
for Medical
Nursing　医学护理学

上海市教育委员会2014年上海高校特聘教授（东方学者）岗位计划支持
上海市教育委员会2016年高校本科重点教学改革项目（"基于对分课堂
新型教学模式的本科教学改革研究"）支持

刘志平　岳梦琳　王继红　周　瑾　著

科学出版社
北京

内 容 简 介

对分课堂教学模式为我国高等教育的教学改革提供了一个崭新的思路,笔者通过在护理专业的课堂教学中运用这种教学模式,有效地提升了学生课堂学习的积极性、主动性和参与度,教学效果明显提高。本书分别介绍了外科护理学、妇产科护理学、基础护理技术、护理心理学和护理学导论等护理专业主干课程的对分实践课例,旨在起到抛砖引玉的作用,让高校更多的教师一起来实践、探索和提升对分课堂实操方法。

本书可供医学院校从事护理专业教学的各位同仁参考阅读。

图书在版编目(CIP)数据

对分课堂之医学护理学/刘志平等著. —北京:科学出版社,2017.2
(对分课堂教学手册丛书)
ISBN 978-7-03-051537-7

I. ①对… II. ①刘… III. ①护理学-课堂教学-教学研究 IV. ①R47

中国版本图书馆 CIP 数据核字(2017)第 017460 号

责任编辑:乔宇尚 崔文燕 刘巧巧/责任校对:樊雅琼
责任印制:张 倩/封面设计:黄华斌

科学出版社 出版
北京东黄城根北街 16 号
邮政编码:100717
http://www.sciencep.com

三河市骏杰印刷有限公司 印刷
科学出版社发行 各地新华书店经销
*
2017年2月第 一 版 开本:890×1240 1/32
2017年2月第一次印刷 印张:8
字数:220 000
定价:**32.00 元**
(如有印装质量问题,我社负责调换)

对分课堂教学手册丛书编辑委员会

丛书序

个性化时代中国教育的新探索

一、令人惊喜的新型课堂

"对分课堂"是我提出的一种新的教学模式。形式上，它是把课堂时间一分为二，一半留给教师讲授，一半留给学生进行讨论；实质上，它是在讲授和讨论之间引入一个心理学中的内化环节，使学生对讲授内容吸收之后，有备而来地参与讨论。

这样一个看似简单的设计，却取得了惊人的效果。2014 年春，我首次在复旦大学心理系的本科生课程上实践对分课堂，受到学生的欢迎。随后，对分课堂不胫而走，迅速传播到全国大部分省（自治区、直辖市），甚至传到非洲，在对外汉语教学中也取得了显著成效。两年间，借助互联网和使用者的口碑，对分课堂风行全国，在数百所高校的上千门课程中得到应用，覆盖人文、理工、医学等多个领域及外语、音乐、美术、体育等多个学科，被列入教育部和上海市教育委员会教师培训项目，获批上海市本科教学改革重点课题。同时，对分课堂也迅速进入基础教育领域，从小学一年级到高中三年级都涌现出了很多成功的案例，得到众多一线教师、特级教师和校长的高度认可，被誉为"魔力课堂"，被列入上海市教育委员会"十三五"基础教育教师培训的网络课程。另外，各地教师以对分课堂为题，获得 140 多个教学改革立项，包括 36 个省级课题，其中 31 个来自高校，5 个来自中小学。

各地学校相继组织关于对分课堂的讲座和培训，总数超过百场，覆盖教师群体上万人。常常是一场讲座下来，教师激情澎湃，学校领导当场认可，随后在全校推广。很多时候，一次课下来，教师立刻感受到对分课堂的好处，一个学期下来，学生的成绩大幅提升。在成绩之外，更重要的是开心的学生、快乐的教师、活泼的课堂氛围、融洽的师生关系和令人满意的教学效果。教学的众多美好的理想在对分课堂上一一成为现实，幸福来得太快，令人不敢相信。运用对分课堂，教材不变、大纲不变、进度不变，不花钱、不买设备，好学、易用，效果常常立竿见影。对分课堂真有这样神奇吗？如果有，该如何操作？对于这些问题，本套丛书尝试给出一些参考性的回答。

二、对分课堂的核心理念

现代教育制度的核心标志是夸美纽斯于 1632 年建立的班级授课制。班级授课制的基本教学模式是讲授法。讲授法能实现系统、高效的知识传递，迅速培养大量专业性人才，是与工业化时代相适应的教学模式。然而，在讲授法之下，学生只是被动地接受，主动性得不到发挥，能力无法得到提升。在后工业化时代，社会资源十分丰富，个人自由度大幅提升，社会生活的网络关系变得前所未有的复杂，千人一面、缺乏个性的教育，固守传统、不能创新的教育，高高在上、脱离现实的教育，日益受到诟病。这时，全世界的教育都面临着五个重大挑战，即如何促进个性化发展，如何培养社会责任感，如何增强和谐相处能力，如何培养创新能力，如何回应社会高速发展中不断产生的现实需求。

从 20 世纪初开始，全世界进行了很多教学改革，最为成功的是在美国被广泛实践的合作学习。常见的研讨式教学、问题式教学（problem-based learning，PBL）、案例教学、高效课堂、自主课堂等都是合作学习的变种，其核心特点是通过讨论，提升学生的参与性和主动性。然而，虽经近百年的探索，对合作学习的应用仍然有限，合作学习也没有取代讲授法，主要原因在于讨论式课堂牺牲了系统性的知识学习，讨论的质量和效果常常无法得到保证。

　　对分课堂通过对内化和吸收过程的强调，实现了讲授法和讨论法两大教学模式的整合：讲授是为了基于独立思考的内化，而内化的成果则通过社会化学习在讨论中得到展示、交流和完善，既保证了知识体系传递的效率，又充分发挥了学生的主动性。

　　从对分的角度看，讲授法的问题在于过分强调了教师的权威，压抑了学生的个性，而讨论法的问题在于，过分强调学生的权利，造成了教学秩序的混乱。本质上，对分课堂重新分配了教学中的权利与责任，它赋予学生应有的权利，让学生承担应尽的责任，体现了对学生最大的尊重，为课堂营造了一种民主、对话、开放、自由的氛围，也因此使课堂变得和谐、舒畅、充满乐趣、生气勃勃。人类的文明已经进入了一个新时代，对分课堂顺应人性，释放人的潜力，张扬个性，孕育创造，为探索后工业时代的教育范式提供了新思路，有可能会显著促进社会经济文化的发展。

三、理实交融的教学改革

　　对分课堂看起来简单易行，实际上非常考验教师的能力。有的优秀教师运用对分方法，课堂瞬间焕发光彩，也有很多教师心生羡慕，却不知如何下手。出现这样的情况是十分正常的，因为一种新的教学模式能够最先实践成功的一定是少数教师，与其他教师相比，他们更有思想、热情和勇气。即便是这些教师，由于对分课堂带来教学理念根本性的颠覆，他们在初期也会犯很多错误，如武侠小说中的六脉神剑，时灵时不灵，不能充分发挥对分课堂的力量。对分课堂不是一两个环节的改变，而是整个教育、教学理念的全面变革，在简明的操作流程背后，蕴含着极其丰富、深刻的心理学、教育学原理，需要教师慢慢体会。对分课堂的运用是低门槛、无上限的，任何人都可以用，但能否顺利运用或取得较好的效果，要看个人的理解和素养。

　　作为一个范式，对分课堂在各个学段、学科的运用，需要先锋教师在实践中逐步探索，形成具体的操作细则，再尝试在更广泛的教师群体中运用、验证、完善。2016 年春节，我觉得应该汇集前期对分课堂实践的经验，为关注对分课堂的广大教师提供参考。于是，我便邀请一些在对分课堂教学中取得一定实践成效的教师（来自 13 个省份 29 所学校的共 65 位教师），开始编著本套丛书。丛书汇集了集体的智慧，尽可能请多位教师合作，取长补短。第一批计划出版 17 本，包括总论和 16 本分册，覆盖 11 类高校课程和 5 类中小学课程，分别为"高校思想政治理论课""大学英语""大学心理学""高等数学""医学护理学""高校艺术类课程""研究生公共英语""对外汉语""高校体育类课程""大学生物学""第二外语辅修与专业课程"和基础教育的"高中语文""高中英语""高中数理化""中学地理""初中英语"。总论侧重于理论分析，分册则针对具体学科，详细介绍对分课堂在具体学科中的操作流程和要点，帮助一线教师在自己的教学实践中迅速、成功地运用对分课堂。

在全世界范围内，教育改革成功的案例并不多，其中一个主要原因是教育改革常常从理念出发，而从理念到实践还有很大的距离。对分课堂从可操作的方法出发，确认有效果后再进行推广，基于大量实践进行理论提升，再用理论去指导实践，符合人类认识发展的根本规律。对分在一开始就是一个高度实用的操作流程，注重细节和完整性，先形成一个可用的版本，然后通过大量实践，汇集集体智慧，发现问题、解决问题，在快速迭代中优化流程。对分实践获得的经验不是支离破碎的，而是被整合在一个理论框架之中；这个理论也不是空洞的，而是与教师的教学实践相结合。本套丛书能做到实践与理论的紧密结合，在中国乃至世界的教学类书籍中实属难得。未来我们欢迎更多的一线教师参与进来，使本套丛书覆盖更多科目，不断修订、重版，成为中国教师乃至世界教师的工具书。

对分课堂在教育理念上的一个核心观点是不以成败论学生。学生是否知道了正确答案，并不是最重要的，勇于思考、善于思考才是第一目标。对分课堂是一个重大的教学改革，丛书的作者实践对分，最长的两年半，最短的两个学期，经验不足是难免的，存在疏漏也是难免的，但我们希望读者不要试图从丛书中寻找标准答案。

基于不同的理解、不同的场景，不同的分册可能会出现互相对立的答案。丛书不能保证自己的正确性，也不能保证按书里的做法一定能取得好效果。丛书只是反映了作者当前的实践和认识水平，给读者提供一个参考。让对分在自己的课堂上开花结果，读者自己也有一半的责任。同时，睁开眼睛，开动脑筋，展示自己的才能，参与对分的创造，这也是实施对分的本意。

四、集体智慧和群众力量

感谢"对分课堂教学手册丛书"的所有作者，愿意投入巨大的时间和精力分享他们的经验和收获！我代表丛书全体作者，感谢所有勇敢开启对分课堂实践之路的千百位教师！他们对教学的高度热爱，他们非凡的勇气、智慧和行动，使对分课堂能够与具体学科的教学相结合，带来了对分的成长和壮大。感谢所有实践对分课堂的同学们，特别是第一个对分班级——复旦大学心理系本科2013级全体同学！

感谢复旦大学教师发展中心陆昉主任、丁妍副主任，以及范慧慧、曾勇、方雁、李娜老师和中心特邀研究员陈侃教师！感谢教务处徐雷处长、王颖副处长、徐珂副处长、孙燕华老师！感谢《复旦教育论坛》熊庆年主编，上海易班发展中心和杨佳老师，上海市教育委员会高校教师培训项目的领导，上海师范大学EDP中心黄健主任及张斌、刘永老师！感谢他们在对分课堂发展过程中给予的宝贵支持！

感谢众多高校教务部门、教师发展中心和相关领导给予的支持！感谢教育部对口支援计划，让河西学院教师安桂花把对分课堂带回甘肃，在学校、学院领导的支持下在全校推广！感谢河西学院学校和教务处、教师教育学院、外语学院的领导和老师！感谢田家炳基金会及总干事戴大为先生为2015年8月的首届对分课堂全国研讨会提供赞助，并帮助我们把对分课堂推向西部中小学！

感谢岭南师范学院对举办对分课堂华南地区研讨会的支持！感谢河南平顶山学院——我的家乡学校，在全校推广对分，感谢苏晓红副院长，教务处李波处长、史玉珍副处长，计算机学院吕海莲院长和多位领导、老师！

感谢教育部网络培训中心吴勇、刘艳、付舒婷老师，让对分课堂通过网络走到了全国高校教师的身边，通过国培项目走向了云南边远乡村的中小学！感谢江西省高校师资培训中心及周礼芳老师，通过组织的五次讲座，让对分传播到江西省所有的本科高校！

感谢张掖市甘州中学兰小丽、广州新滘中学张春燕、湛江市第八小学苏勤老师，率先把对分课堂成功应用于中小学课程！感谢南通市南通中学陆晓蔚老师，率先把对分课堂和"对分易"平台成功运用于初中体育课！

感谢甘肃省白银市田家炳中学顾克昍校长在全校推广对分教学！感谢兰州田家炳中学教导主任张维民老师组织全校性的教研团队，在所有主科目上开展关于对分课堂的系统性的实证研究！感谢《教育文摘周报》刘军伟编辑帮助我们在中小学推广对分！

感谢师培联盟（北京）教育科技研究院和北京中教国培教育咨询中心组织对分课堂专题培训！感谢上海情绪疗愈学院和张迪薇院长在新型心理健康课程中推广和应用对分课堂！感谢北京三圣学堂马琴老师在传统文化教育中运用对分课堂！

感谢上海电机学院陈瑞丰老师，上海杨行中学胡真老师，上海心理学会基础教育专业委员会主任秦启庚教授，专业委员会对分课堂项目组吴静、仇红老师，滨州职业学院仲广荣、张秀霞老师！

感谢王培雄、王永锋、郑娟、徐霖等组织团队创造了使用便捷、功能强大的"对分易"教学平台，为众多教师的对分教学提供了巨大的便利！

感谢复旦大学参与对分课堂实践的各位老师！感谢心理系博士研究生邓世昌、曹雪敏，以及我的硕士研究生王舒、冯俊栋，博士研究生黄锦标等积极探讨和开展对分教学研究！感谢我的博士研究生徐霄扬、李欣琪和助手张瀜予提供的多方面的有力支持！

感谢复旦大学宽松自由的学术氛围，社会发展与公共政策学院和心理系领导和同事给予的支持！感谢上海市"东方学者"计划在资金上为对分课堂的教学改革实践提供的强有力的支持！本套丛书中高校相关的分册得到我本人主持的 2016 年上海市教育委员会"高校本科重点教学改革项目"的支持，特此感谢！

感谢科学出版社的领导，其中有我的中国科学技术大学学长、现任中国科技出版传媒股份有限公司（科学出版社）总经理彭斌，教育与心理分社付艳社长和乔宇尚编辑！感谢他们的巨大付出！

感谢无法一一列举的众多在对分课堂实践和推广过程中给予我们巨大帮助的老师、朋友和学生！

最后，仅代表我本人，感谢我的哥哥和弟弟对如何推进对分课堂给出的明智而中肯的建议！感谢我的父母张伯重和秦淑香，他们为我树立了慈悲、理性、热情、勇敢的榜样，让我对公正的社会和美好的教育一直心存向往。

五、知识短缺与教育困局

中华文明衰落数百年之后，中国面临着千载难逢的发展机遇。从拼资源、拼体力、拼牺牲走向创新立国，我们最缺乏的是有价值的知识与思想。

2012 年，世界著名经济学家、诺贝尔经济学奖得主科斯说："回顾中国过去三十多年，所取得的成绩令人惊叹不已，往前看，未来光明无量。但是，如今的中国经济面临着一个重要问题，即缺乏思想市场，这是中国经济诸多弊端和险象丛生的根源……思想市场的发展，将使中国经济的发展以知识为动力，更具可持续性。而更重要的是，通过与多样性的现代世界相互作用和融合，这能使中国复兴和改造其丰富的文化传统。假以时日，中国将成为商品生产和思想创造的全球中心。"①

---

① 科斯. 对 2012 年《财经》年会致辞. http://v.pptv.com/show/fJ69O6MJebcamGc.html [2015-04-20].

2016 年，新加坡国立大学东亚所所长郑永年说："中国早已经进入知识短缺时代……中国经济知识的短缺局面已久，并且对经济社会发展产生了极其负面的影响……'十八大'以来，似乎一切都变了，但唯独中国学术界和政策界的知识短缺局面没有变化，甚至更加严重了。从前的所有问题，今天仍然存在……现在尽管研究者都有博士学位，但很多只有书本知识而没有实践经验。因为他们是典型的读教科书成长起来的，对西方的概念有时候比西方人还玩得熟练，但对中国的实际则是外行。知识短缺的情况不改变，中国的改革就很难从顶层设计转化成为有效的实践，或者在转化过程中错误百出。"[①]

中国社会的知识短缺，问题无疑出在教育上。一般认为，中国的应试教育和高考制度导致我们的教育落后于西方。而真实的情况恰恰相反，中国的教育看起来比较糟糕，是因为我们在用中国的大众教育与西方的精英教育做比较。精英教育看似美好，其实不仅耗资巨大、不可推广，而且缺陷重重，会使社会产生严重的两极分化，与我们的社会体制并不兼容。如果将中国的大众教育与西方的大众教育相比，中国的教育实际上更为成功：更公平，更民主，对能力培养做得更好。

中国教育的困局在于：一方面，中国教育不能走向精英教育，因为社会主义追求的是共同发展，是陶行知先生倡导的平民教育；另一方面，在大众教育上，特别是在基础教育阶段，欧美的教育是很失败的，并不能给我们提供可以仿效的成功案例。中国教育的根本问题其实是前文提到的全世界教育共同面对的根本问题：如何改变传统的教学模式，有效回应后工业化时代对大众教育的五大挑战，即促进个性化发展、培养社会责任感、增强和谐相处能力、培养创新能力、回应社会高速发展中不断产生的现实需求。

过去 100 年，欧美国家付出了巨大的努力，尝试变革传统教育

---

① 郑永年. 中国已进入一个知识短缺的时代. http://opinion.huanqiu.com/opinion_china/2016-01/8447649.html [2016-02-10].

模式。然而，20世纪二三十年代的进步主义教育运动，六七十年代杜威和布鲁纳领导的课程改革，最近30多年的基础教育改革，全部以失败告终。进入21世纪，全世界都开始强调重视核心素养，然而各个国家目前仅仅是制定了框架，至于如何实施，思路还不明确。

六、中国教育的超越之道

中国社会主义的政治体制，是保证教育公平和实现大众教育最宝贵的制度优势，中国社会重视教育、刻苦学习的历史传统，是发展大众教育最好的文化背景，中国源于科举制度的以高考为核心的统一考试模式，是世界教育史上的伟大创新，如果能与新技术结合走向新型的"海量高考"，将是高质量大众教育的切实保障。一旦中国率先突破400年的传统教学模式，中国的教育完全有可能超越西方，引领世界教育的新潮流。

课程改革、教材改革、教师培训最终都需要与课堂相结合。只有课堂真正改变了，课程、教材和教师方面的变革才能整合起来、落实下去。课堂改革是教育改革的"最后一公里"，这是当前世界教育界达成的共识。过去20年最流行的教学改革，如自主课堂、高效课堂、翻转课堂、慕课，都没有给传统课堂带来实质性的变化。

对分课堂能否破解世界性的教育难题，实现课堂的真正变革？对分课堂能否带来中国社会思想夜空的星光灿烂，为民族复兴与大国崛起奠定坚实的基础，为全球化时代的世界教育与社会发展带来新的转机？所有认可和支持对分课堂的"对粉"们，让我们衷心期待，共同努力！

张学新

2016年12月于复旦大学

前　　言

　　随着改革开放后国内高等教育事业的发展和对外交流的深入，教学模式的改革层出不穷，当代比较有影响的教学模式主要有系统教学模式（以教师的系统讲授、学生系统记忆——复现知识技能为中心的一种教学活动体系）、程序教学模式（是把教材分成连续的小块，严格按照逻辑编成程序的一种自动教学活动体系，主要用于具体的技能、观念或其他内部或外部的行为方式的传授与学习）、发现学习教学模式（主张引导学生通过自己的主动发现来学习，把学习知识的过程和探索知识的过程统一起来的一种教学模式）和非指导性教学模式（强调形成一个有利于学习者发展自身能力的环境，使学生在接受教师援助的同时能认识自身，分析自身的问题，而且掌握自我实现的能力）等。这些教学模式在实践教学中都取得了很好的效果。

　　中国高等教育自 1999 年开始实行大规模扩招以来，高校的教育质量普遍降低，高校学生学习积极性下降，课堂缺课率高，自律能力不够，学习功利化，上课玩手机、看电脑，不认真听课的情况相当普遍。课堂是教学活动的主要场所，课堂质量是教学质量高低的一个决定性因素。大学教学的一个主要目标是对思维能力和探索精神的培养，传统课堂教学中教师单向灌输，学生被动跟随，不能主动参与知识构建、尝试解决问题，思维能力和探索精神的培养无法落到实处。针对传统教学的一个改革方向是采用讨论式教学，而该教学方法更适合学习动机较强的学生。

结合传统课堂与讨论式课堂各自的优势，进行取舍折中，复旦大学张学新教授提出了一个新的课堂教学模式——"对分课堂"。对分课堂的核心理念是把课堂一半时间分配给教师进行讲授，另一半时间分配给学生以讨论的形式进行交互式学习。对分课堂类似传统课堂，强调先教后学，教师讲授在先，学生学习在后；类似讨论式课堂，强调生生、师生互动，鼓励自主性学习。对分课堂的关键创新在于把讲授和讨论时间错开，让学生在课后有一周左右的时间自主安排学习，进行个性化的内化吸收。此外，在考核方法上，对分课堂强调过程性评价，并关注学生的不同的学习需求，让学生能够根据其个人的学习目标确定对课程的投入。

对分课堂教学模式一经提出，便得到全国各地小学、中学、大学教师的广泛响应，经过一线教师的实践应用，取得了不同凡响的成果，截止到目前，据不完全统计，有关对分课堂成果有：全国各地的校级立项 120 个，省级立项 18 个，发表论文 36 篇，其中收录入中国知网的有 28 篇。需要特别指出的是，由平顶山学院医学院岳梦琳老师主持，刘志平、张小敏、王晓伟、王继红等老师共同参与的课题"'对分课堂'模式下高校护理专业课程的教学创新研究"（证书编号：Wjlx2016184）已于 2016 年 8 月作为河南省医学教育研究课题立项。

作为护理学课程的教师，笔者通过一段时间的对分课堂试点教学，发现对分课堂教学模式增强了学生学习的主动性，教学效果良好。为了进行有效的经验探索，提高课堂教学的效果，与各位同仁一同进步，特将我们从事护理学课程教学的几位教师的教学体会展示出来。本书第一章"对分课堂教学模式"、第三章"'妇产科护理学'对分课堂指南"和第五章"'护理心理学'对分课堂指南"由平顶山学院医学院护理系刘志平老师编纂；第二章"'外科护理学'对分课堂指南"由平顶山学院医学院护理系岳梦琳老师编纂；

第四章"'基础护理技术'对分课堂指南"由平顶山学院医学院护理系王继红老师编纂；第六章"'护理学导论'对分课堂指南"由绍兴文理学院周瑾老师编纂。

由于时间紧迫，加上编者学识有限，书中难免存在不足之处，敬请各位专家、学者和读者批评指正。

刘志平

2016 年 8 月 16 日

目　　录

第一章

对分课堂教学模式

第一节　对分课堂教学模式的特点

简而言之，对分课堂就是把一半课堂时间分配给教师讲授，一半时间分配给学生讨论，师生"对分"课堂。其中更重要的是采用"隔堂对分"，本节课讨论上节课讲授的内容，学生经过课下对知识的消化吸收，形成自己的观点和看法，在下一节课有备而来，进行充分的课堂讨论，通过讲授（presentation）、内化吸收（assimilation）和讨论（discussion）（因此，对分课堂也可简称为 PAD 课堂）等环节实现对所学知识的充分理解。

一、传统教学模式

传统教学模式是以教材为本，强调预设课程目标的实施，主要采用的是讲授法。讲授法是最传统的教学方法，也是目前在教学中使用最广泛的教学法。讲授法可使学生在短时间内获得大量的、系统的、连贯的知识，便于教师按计划、有条理地完成教学任务，充分发挥教师的主导作用，但对于学生来说只是被动地接受知识。若教师在教学中对教学内容的启发性不足,未能引起学生足够的注意,就容易使学生处于消极、被动和等待的地位,成为知识信息被动的接受者,不能发挥其主观能动性,影响教学效果。

二、对分课堂教学模式

对分课堂是一种在新课程背景下实行的课堂教学模式,是以学生为本,强调学生对课程的自主体验,即分配一半课堂时间给教师讲授,另一半时间给学生以讨论的形式进行交互式学习,并把讲授和讨论时间错开,让学生在课后自主安排学习,进行个性化的内化吸收。

对分课堂大致分为三个阶段:讲授、内化吸收和讨论。讲授阶段教师仅对课堂内容的重点、难点进行提纲挈领的讲授,只要起到引领学生学习的作用即可。内化吸收是对分课堂的关键环节。在这个阶段,学生是知识的发现者和探究者,他们以兴趣为前提,利用课余时间,通过查阅教材和文献,进行自我学习,通过教师的课程引领,进一步加强自身对课堂内容的充分理解,发现问题和(或)提出自己的见解。讨论是对分课堂的最后阶段。此阶段学生是学习的主体,学生以小组为单位在经过教师讲授和自身对知识内化吸收后对自己的学习成果进行讨论、交流和资源共享,学生通过沟通、交流,能更加深入地理解和掌握学习内容。

三、对分课堂与传统教学模式的异同分析

传统教学模式主要是灌输与训练;对分课堂教学模式更提倡知识的自主建构和对话,此模式下学生学习是自主的,教师的价值在于组织、引导和服务学生,经营一个鼓舞人心的课堂,让所有的学生都能成为学习知识的主体。这种新型的课堂教学模式,是在当今中国高校课堂学生上课积极性不高、教师教学负担重、效果不佳的情况下,对传统讲授式课堂教学的改革,对于激发学生学习的积极性和主动性不失为一次全新的尝试。

第二节　对分课堂实施步骤

一、对分课堂实施的准备工作

备好课是上好课的前提。教师通过研读教学大纲和教材，厘清每个知识单元的教学目标、课时分配、课程类型、教学内容的框架、重点和难点，不仅要选取合适的教学方法和手段，还要了解学生，考虑学生的年龄特征，熟悉学生身心发展特点，掌握他们的思想状况、知识基础、学习态度和学习习惯等。

（一）转变教学理念，做好角色转换

当前，高校课堂缺课率高，学生上课玩手机、看电脑，不认真听课的情况相当普遍。教师不得不降低学业要求，常常连基本的教学目标都无法完成。针对当前高校课堂存在的主要问题，我们需要转变教学理念。传统的课堂教学中教师单向灌输，学生被动跟随，不能主动参与知识构建、尝试解决问题，思维能力和探索精神的培养无法落到实处。对分课堂教学模式变传统的课堂教学为分配一半课堂时间给教师讲授，另一半时间给学生以讨论的形式进行交互式学习，并把讲授和讨论的时间错开，让学生在课后自主安排学习，进行个性化的内化吸收。

1. 对分课堂教学模式中教师的角色

（1）讲授环节——有限教授者

对分课堂的教学模式依然是从教师的讲授开始的，但教师不再以"知识和技能的占有者和代言人"的身份成为课堂上的主角，也不要求教师对课堂内容进行全面讲授，而是提纲挈领地讲授，提炼内容精要，分析基本概念和基本原理，对学生进行思维引导，为学

生自主学习提供基本学习框架和思路,充分发挥先行组织者的作用。教师在课堂上要"有所讲,有所不讲",着重运用"抛砖引玉"教学法,引起学生的兴趣。

(2) 内化吸收环节——中肯评价者

内化吸收环节是对分课堂教学模式的第二阶段,教师为学生预留的课后作业不仅是检测学生课堂听讲情况及对知识的理解与内化的重要依据,还是检验学生课后自主学习情况的重要指标。在此阶段,教师作为评价者,对学生完成作业做出准确而恰当的评价,并通过对学生的反馈引导学生继续学习与探究。

(3) 讨论环节——组织引导者

讨论环节是对分课堂教学模式的最终环节,这一环节的主体是学生,教学任务在于通过学生对前两个教学环节的教学成果进行深入的讨论与交流,使学生能深入地理解、掌握和深化该单元的学习内容。教师在此环节是课堂讨论的组织者和调控者,教师既要确保讨论小组结构合理,小组成员之间合作愉快,又要引导小组成员围绕课程内容来进行讨论。

2. 对分课堂教学模式中学生的角色

(1) 讲授环节——知识框架的接收者

对分课堂教学模式中,讲授只是教学活动的导入环节,学生只需要对教师讲授的主题进行熟悉和了解,对该主题相关的命题形成一个问题域或大纲轮廓,形成问题的基本框架结构,把握和明确该主题知识学习的重点和难点,明确自己在课下要自主解决的问题及教师布置的课下作业即可。

(2) 内化吸收环节——知识的发现者

在内化吸收环节,学生是知识的发现者和探究者,他们可以利用充裕的课余时间和充足的学习资源进行自我学习,通过查阅教材和文献,理论联系实际,深入分析课程知识体系,对课堂内容充分进行自我思考,提出自己独到的见解或疑问,充分建构自己的知识体系,为课堂讨论环节奠定牢固的基础。内化吸收环节是对分课堂的中间环节，更是关键环节，此环节旨在培养学生的自主学习能力、探究意识和质疑精神。

（3）讨论环节——知识的交流者

小组合作的学习形式是建构主义学习理论的观点，这种学习可以实现学生之间差异的融合和互补，更容易发现和理解复杂的概念和原理。这一环节是上述两个环节学习成果的反馈和展示，也是师生、生生交互学习的重要方式，通过彼此知识的碰撞和摩擦，真正建构自己的知识体系。

3. 对分课堂教学模式中教科书的作用

在对分课堂教学模式中，教科书的作用从核心变为共存。在传统课堂上，教科书是一门课程的核心教学材料，教师按照教科书讲解，其中精彩的讲授都是对书上材料的呈现；而现在互联网对传统课堂带来很大冲击，在线课程发展迅猛，对分课堂通过调整教学流程，挖掘传统课堂的精髓，发挥其在网络时代的生命力，与在线课程交融共生，学生在课下除了阅读教科书，还要阅读参考书籍、期刊论文等文献，甚至网络资料（如搜索引擎上搜集的资料）等。

4. 对分课堂教学模式中作业作用的变化

在对分课堂教学模式中，作业的作用由考核变为辅助学习。在传统教学理念中，布置作业是为了考核学生掌握知识的程度，教师要为学生的作业进行评定和修改，并及时反馈；而在对分课堂教学模式中，布置作业的目的是督促学生课后进一步对所学的知识进行内化吸收，为深入、有意义的小组交流讨论做铺垫和准备，作业成为辅助学生自主学习的工具。

5. 对分课堂教学模式中考核方式的转换

对分课堂教学模式中对学生考核的方式由终结性评价转为过程性评价。传统课堂中评价学生的标准，通过期中、期末考试或学期论文获得分数，取决于考题内容和临场发挥，分数偶然性高，评价准确度低。对分课堂教学模式下，考核强调多元评价，成绩评定包括平时成绩（课堂表现、出勤率、作业）+考试成绩。平时成绩可占总成绩的 30%～50%，期末成绩占总成绩的 50%～70%。学生按时出勤、小组讨论积极、参与并回答问题，同时完成作业就可获得最高 50 分的成绩。学生完成作业时，可以只覆盖课本的基本内容，也可以超越课本阅读更多材料，完成一个反映深入思考和创造性发挥的读书笔记，这对学有余力的学生更能挖掘其潜力，激发其学习的热情和主动性。教师通过学生多次作业的展现，对学生的学业水平可以更加客观、稳定地评估。可以看到，这样的评估方法反映了学生平时学习过程的投入和学习的质量，强调的是过程性评价。

（二）建立教师与学生的交流平台

交流平台为微信、QQ、网络作业平台或其他方式。
交流内容如下。

1. 教学生如何获取知识

围绕教学内容指导学生如何利用教材、文献、期刊、网络等途径获得必需的知识和信息。

2. 解决课堂上没解决的问题

课堂讨论中学生提出来的某些问题，教师也需要斟酌后再解答；或者是学生课堂讨论时提出来的不具有代表性的问题，或者是教师承诺课后单独讲解的内容，都可以在师生交流平台上进行交流。

3. 展示优秀作业

在交流平台上向全班学生展示优秀作业。

4. 课堂讨论的延续

由于课堂学习时间的限制，有时候学生的讨论在课堂上未能进行充分，也可以借助交流平台继续进行讨论。

（三）分组

高等院校学生的教室和座位是不固定的，为了保证上课时的讨论效果，课程讲授的开始就要给班级学生进行分组，分组工作要放在课下，这样可以保障上课讨论时间不受影响。讨论小组以 3～4 人为最佳，人太多，学生没有充分的发言机会，有人溜号，有人失望；人太少，各自贡献的智慧会有所欠缺。分组时可以按学号，如 1～4 号为第一小组，5～8 号为第二小组，依次类推；也可以用随机数字表法分组；还有些班级是按宿舍分组，一个宿舍成员组成一个小组；也可以是学生自由结合。组内成员基本固定，但也可随机调整，这样的好处是：不同性格和学习能力的学生在一起讨论会取长补短。

二、对分课堂实施的教学步骤

在对分课堂中，讲授和讨论环节在课上进行，而内化吸收环节则在课下进行。具体课堂教学步骤如下。

1. 第一学时（50 分钟）

第一学时分配给教师，由理论讲授、布置作业两个环节组成。

2. 第二学时（50 分钟）

第二学时分配给学生进行讨论（讨论上节课教师讲授的内容）。讨论可细化为四个环节：小组讨论、教师抽查、自由提问、教师总结。有时也可以实施当堂对分，即在一个学时（50 分钟）内完成教授、内化吸收和讨论，当堂问题当堂解决。

三、对分课堂实施的教学要点

（一）讲授环节

在课堂上，教师只需把握精要，把其他内容留给学生自己学习，教师讲解内容框架、基本概念、重点和难点即可。

（二）内化吸收环节

在课堂外，学生自主阅读、学习，对教师讲授内容进行内化吸收。为督促学生课后复习，深化对教学内容的掌握和理解，也为深入、有意义的小组交流讨论做铺垫和准备，教师应特意为学生布置平时作业[①]。作业一定要与教师的讲授内容和学生的学习内容密切相关。理想的作业是能让不同学习层次的学生都有一定程度的个性化发挥，使学生的作业各有特色，交流起来趣味性强、效果好、意义大。

"亮考帮"是一种很好的作业形式，适应面也很广，主要目的是为小组讨论准备素材。"亮考帮"分三个模块，分别是"亮闪闪""考考你""帮帮我"。"亮闪闪"列出学习过程中自己感受最深、受益最大、最欣赏的内容等，至少1条，更多不限；"考考你"列出自己弄懂了，但是觉得别人可能存在困惑的地方，用来挑战别人，至少1个，更多不限；"帮帮我"列出自己不懂的问题，讨论时求助别人，至少1个，更多不限。

"亮考帮"强调知识运用，把学生独立学习的结果分成了三块，即收获的、弄懂的、不懂的，鼓励学生以问题的形式表述出来，切中"学问"的"问"字。学了，就应该有收获；会了，就应该能考别人；不会，就应该知道如何问别人。

（三）讨论环节

课堂上，小组讨论5～20分钟不等，具体时间的长短根据学习内容及课堂情况确定。讲授与讨论间隔时间越长，学生独立学习得越深入，学习的内容越多，准备得越充分，讨论时间就会越长。

---

① 对分课堂并不要求布置具体的作业题目，但基于传统教学模式的影响，如果没有作业指引，大多数学生不知道怎样进行课下学习，因此，课程一开始，笔者建议可以有一些覆盖知识单元的作业题目。

1. 小组内讨论

组内讨论的内容围绕"亮考帮"作业进行讨论。可以组内分享学习体会（"亮闪闪"部分），对组内学生提出的疑问互相解答（"考考你"和"帮帮我"部分）。总结出小组讨论的精华或小组都疑惑的问题。

2. 小组间讨论

临近小组之间可以展开讨论和互相挑战，组间讨论的内容也要围绕"亮考帮"作业进行讨论。

（四）成果分享环节

经过前3个环节，学生对本单元知识基本上已经掌握，在成果分享阶段，根据课程内容和课堂时间选取 3～5 个学生代表小组发言，可以说感受，可以说知识要点，也可以说经过上述环节自己依然存在的困惑。小组的困惑通过组间交流基本可以解决，如果成果分享阶段还存在没有解决的问题，可根据问题的普遍性，或采用教师当堂解惑，或采用课下解决的方式。

1. 教师抽查

抽点4～5个小组，每组随机抽人，让学生表述刚才小组讨论的精华或提出的问题。此阶段不能讲自己的观点或问题，一定要讲小组刚刚讨论的内容。让学生从座位上站起，面对全班发言，每个学生讲1～2个点即可。如果讲得好，教师可以适当多给点时间，讲得不好可当即打断，让学生坐下，转换到其他组的学生，不要浪费全班学生的时间。对于学生的发言，教师要尽量鼓励，不要批评，打断后让其坐下，已经暗含了批评，不要超越这个限度再加以批评，避免挫伤学生的积极性。需要注意的一点是，讨论过程不鼓励教师给学生打分，不需要对学生的讨论效果做评价，尽量避免学生为了分数去讨论，真正做到把讨论的动机内在化。

小组发言学生提的问题，如有必要，可以抽点其他学生来回答，一是增加学生互动，二是督促全班认真听。有些问题，如果代表性不强，教师可以不必回答，课后可以单独给予讲解；如果代表性强，要多花时间，让学生有较为透彻的理解。如果不确定是否有代表性，教师可以让学生们举手表态，如果很多学生都举手，说明学生有同样的困惑，就是有代表性的问题或共性问题，解答共性问题是这个阶段的主要目标。

2. 自由提问

教师邀请全班学生自由发言，还有遗留问题的，无论是个人的，还是小组的，都可以提出来，先鼓励学生进行回答，学生解决不了的问题教师再给予解答。

3. 教师总结

教师可以做简单总结，把学生没有涉及的比较重要的问题再阐述一下。

（五）有效利用师生交流平台

师生可通过微信、QQ、网络作业平台或其他交流平台进行成果分享。学生可分享个人或组间讨论的精华。教师可分享学生提出的疑问并选择性地给出答案，同时分享问题答案的来源以启发、引导学生自己解决问题。

四、对分课堂实施中需要注意的问题

1. 讲授时注意引领

传统课堂教学模式中，教师只要遵循教学大纲，讲清楚重点和难点就算是完成了教学任务。而对分课堂教师的讲授，只讲知识单元的框架，起到学生学习单元知识的引领作用即可，无需穷尽所有内容，所以讲授环节教师讲什么、怎么讲，需要教师下工夫去思考和组织。

2. 讨论中注重引导

在课堂学习的讨论环节，无论是小组内讨论还是小组间讨论，教师要起到很好的引导作用，学生讨论时教师不是无所事事，而是要在教室来回走动，时刻观察学生的讨论情况，既要避免学生做"事不关己，高高挂起"的旁观者，又要注意学生讨论内容不要偏离主题，力争每个学生的精力都在单元知识的学习上。在讨论阶段有个别学生会提出问题，这时要根据情况选择答或不答，如果是共性问题，可不作答，留作组间交流时讨论，如果是个性问题可予以解答。

3. 作业要注重提醒和评价

对于学生提交的作业要注意及时评价和展示，特别要展示优秀作业，这样可以让学生之间互相学习，共同进步。对于个别敷衍了事的作业，教师可在私下进行提醒，避免挫伤学生学习的积极性。

4. 关注个别学生

对分课堂教学中，教师要特别关注两种学生：一种是"课堂参与度极佳型"的学生；另一种是"根本与我无关型"的学生。第一种类型的学生，每次课堂发言都积极举手，且发言也很精彩，这时就要用委婉的方式告诉他要给别人留下一些机会，避免挫伤他的积极性；对于第二种学生，可在讨论环节私下约定让其代表小组同学给大家展示本小组的成果，促使其参与到课堂学习中。

（平顶山学院医学院　刘志平）

第二章

"外科护理学"对分课堂指南

第一节 "外科护理学"课程简介及学情分析

一、课程简介

"外科护理学"是阐述和研究如何对外科患者进行整体护理的一门临床护理学科，是基于医学科学的整体发展而形成的。它不仅包含医学基础理论、外科学基础理论、专科护理学基础理论和技术，还包含护理心理学、护理伦理学和社会学等人文科学知识。

"外科护理学"是护理学的重要分支，它以外科疾病患者为研究对象。在现代医学模式和护理观的指导下，学生通过对该课程的整体学习，能与其他医务工作者在病房、手术室根据患者身心健康需求、社会家庭文化需要，以人的健康为中心，应用护理程序为患者提供整体护理。同时，随着人们对健康需求的日益重视，"外科护理学"社会化的趋势越来越明显，并扩大了外科护士的工作范畴，护理的范畴由治疗向预防、保健扩展，工作场所也由医院向社区、家庭延伸。

"外科护理学"课程开设于护理专业二年级（第三学期和第四学期），属于一门专业主干课程，也是必修课，考核方式多为考试。

二、学情分析

平顶山学院是一所经教育部批准、由河南省人民政府主办的综合性全日制普通本科院校。护理专业学生培养目标是培养拥护党的基本路线，德、智、体、美全面发展，具有良好职业道德，基础理论扎实、临床实践能力强，能在各级医院、医疗卫生保健服务机构从事临床护理、社区护理和健康保健的应用型护理专门人才。

参加"外科护理学"对分课程的学生为平顶山学院医学院2014级护理专业1班、2班的专科生，每班约65人。学生均按高考成绩录取，对学习外科护理学课程的态度较好，有20%左右的学生有较好的自主学习能力，10%的学生自主学习能力较差，而且学生已经习惯了传统教学模式。

第二节 "外科护理学"对分课堂教学课例

一、腹外疝患者的护理

教学班级为平顶山学院医学院2014级护理1班、2班（专科），学生数分别为67人、63人。使用教材为人民卫生出版社出版的《外科护理学（第3版）》，主编为熊云新、叶国英。

（一）学情分析

1. 知识基础

学生已经学习了腹部的解剖层次和腹股沟区的解剖（腹股沟管

和腹股沟三角）知识，掌握了外科病史采集和检查的基本技能。

2. 能力基础

护理专业专科的学生具备很好的理解能力，会有效地利用多种渠道获取相关知识，多数学生具备综合分析和概括事物的能力，并能对所学知识进行一定程度的扩充。

3. 情感基础

大学专科学生的认知能力较强，思维较活跃，通过一段时间的学习，已初步培养了学习"外科护理学"的热情，大部分学生敢于展现自己，阐述自己的观点。

（二）学习课时

2 课时（100 分钟）。

（三）学习方式

隔堂对分。

（四）学习目标

1. 知识与能力

1）了解脐疝、切口疝的病因。
2）熟悉腹外疝的病因、病理解剖、临床分型。
3）掌握腹股沟疝的临床表现、处理原则和手术前后的护理措施。
4）熟练掌握腹外疝的护理评估方法，能运用腹外疝的护理知识对腹外疝患者实施整体护理。

2. 过程与方法

1）通过教师的讲解，学习腹外疝患者的临床分型、临床表现、处理原则及护理措施。

2）通过学生的自主学习，内化吸收腹外疝患者的病因及发病机制、病理解剖、临床表现、处理原则及护理等知识。

3）通过学生的交流、讨论和展示等活动，进一步掌握本单元内容。

4）通过学生的自主评价，构建思维导图，学会对腹外疝患者的初步判断和护理技能。

3. 情感、态度与价值观

运用科学的教学发展观，调动学生学习外科护理知识的热情，引导学生根据解剖知识来充分理解腹外疝的发病机制及临床表现，引发学生探究知识的兴趣，增强学生探究和分析问题的能力，提出解决问题的思路和方案，并加以评价，提高学生的医学知识素养。

（五）学习准备

1）教师认真研究教材和教学大纲，结合学生的实际情况，取舍所讲授的内容，决定学生自主学习和交流讨论的内容。

2）为了让学生学习的知识生活化，激发学生的兴趣，教师要动员学生搜集网络上或身边亲戚朋友的相关病例的素材。

3）为了确保每位学生都有收获和提高，教师按照学习目标编制当堂练习。

4）为了提高学生课堂参与的深度，教师根据学生的认知能力编制课堂记录单；为了提高学生课堂参与的效度，教师根据学生的座位分布编制活动小组。

5）为了提高课堂学习的效率和趣味性，教师把本节课的核心概念及知识点制成知识卡片，这样可以让学生任意组合，从而掌握正确的搭配。

（六）学习过程

第一课时（50分钟）

【讲授】腹外疝（40～45分钟）

1. 腹外疝、腹股沟斜疝、腹股沟直疝的概念

腹外疝：由腹腔内的脏器或组织连同腹膜壁层，经腹壁薄弱点或孔隙，向体表突出所形成。腹股沟斜疝：疝囊经过腹壁下动脉外侧的腹股沟管深环（内环）突出，经过腹股沟管，再穿出腹股沟管浅环（皮下环），并可进入阴囊，称为腹股沟斜疝。腹股沟直疝：疝囊经腹壁下动脉内侧的直疝三角区直接由后向前突出，不经过内环，也不进入阴囊，为腹股沟直疝。

2. 病因

腹壁强度降低、腹内压力增高。

3. 病理解剖、临床分型

典型的疝由疝环、疝囊、疝内容物和疝外被盖等组成。
临床分型：易复性、难复性、嵌顿性、绞窄性。

4. 临床表现

腹股沟斜疝的主要临床表现是腹股沟区有一突出的肿块。有的患者开始时肿块较小，仅通过深环刚进入腹股沟管，疝环处仅有轻度坠胀感。腹股沟直疝的主要表现为患者直立时，在腹股沟内侧端、耻骨结节上外方出现一半球形肿物，并不伴疼痛或其他症状。斜疝和直疝的临床特点如表2-1所示。

5. 处理原则

腹外疝一般均应尽早实施手术治疗。①非手术治疗：半岁以下的婴儿可暂不手术，可采用棉束带或绷带压住腹股沟管深环；年老体弱或伴有其他严重疾病而禁忌手术者也采用非手术治疗，可用疝带阻止

疝块突出。②手术治疗：基本原则是关闭疝门，加强或修补腹股沟管壁，常用的方法是单纯疝囊高位结扎术和疝修补术。嵌顿性和绞窄性疝原则上应紧急手术治疗，解除肠梗阻，以防疝内容物坏死。

表 2-1 斜疝和直疝的临床特点区别

项目	斜疝	直疝
发病年龄	多见于儿童及青壮年	多见于老年
突出途径	经腹股沟管突出，可进阴囊	由直疝三角突出，不进阴囊
疝块外形	椭圆形或梨形，上部呈蒂柄状	半球形，基底较宽
回纳疝块压住深环	疝块不再突出	疝块仍可突出
精索与疝囊的关系	精索在疝囊后方	精索在疝囊前外方
疝囊颈与腹壁下动脉的关系	疝囊颈在腹壁下动脉外侧	疝囊颈在腹壁下动脉内侧
嵌顿机会	较多	极少

6. 护理

非手术治疗患者的护理：疝块大者减少活动，多卧床休息；注意观察病情；消除引起腹内压升高的因素；加强心理护理。

手术治疗患者的护理：术后指导患者休息与活动（术后当天取平卧位，膝下垫软枕，第二天可改半卧位，传统疝修补术后不宜早期下床活动，一般术后 3～5 天可离床活动）；饮食护理；伤口护理；预防腹内压升高；预防并发症（阴囊水肿、血肿、切口感染等），健康指导。

【布置课后作业】（约 5 分钟）

针对展示病例中患者的情况进行分析，解决如下问题，并采用"亮考帮"作业纸（表 2-2）的形式完成平时作业。

"亮闪闪"：列出学习过程中自己感受最深、受益最大、最欣赏的内容。

"考考你"：列出自己弄懂了，但是觉得别人可能存在困惑的地方，用来挑战别人。

"帮帮我"：列出自己不懂的问题，讨论时求助别人。

表 2-2　"外科护理学"对分课堂"亮考帮"作业纸

第_____章作业（总第_____次）
班级_____　学号_____　姓名_____
完成日期_____　完成情况：优秀（5 分）、良好（4 分）、完成（3 分）
　　（备注：交的都有完成分，给 3 分，对应及格；认真但没有新意、不出彩的 4 分，对应良好；有创意或极其认真的，给予 5 分优秀）
　　一、"亮闪闪"（列出学习过程中自己感受最深、受益最大、最欣赏的内容等，至少一条，更多不限）

　　二、"考考你"（列出自己弄懂了，但是觉得别人可能存在困惑的地方，用来挑战别人，至少 3 个，更多不限）

　　三、"帮帮我"（列出自己不懂的问题，讨论时求助别人，至少 3 个，更多不限）

（平顶山学院医学院　岳梦琳）

第二课时（隔堂 50 分钟）

【内化吸收与讨论】

　　针对课下作业内化吸收的情况进行讨论（10～15 分钟），4 个人一组，进行小组讨论（图 2-1～图 2-3），班级共有 16 个小组；

要求上课前作业必须完成，小组讨论时间不能用来补作业，以免耽误讨论进展（图2-4）。

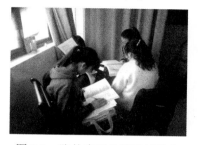

图 2-1 腹外疝对分课堂讨论中

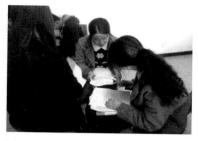

图 2-2 腹外疝对分课堂激烈讨论中

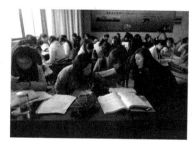

图 2-3 对分课堂讨论中

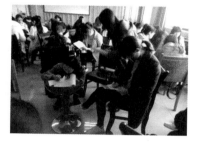

图 2-4 讨论时间补作业

【成果展示】

"亮考帮"——交流小组探究成果（20～25分钟）。

1. 方法

鼓励小组选派代表发言，也可以教师抽点。一般抽查4～5个小组向全班展示并阐述本小组的探究成果，每组随机抽人。要求抽到的学生从座位上站起，面对全班发言（图2-5）。必须代表小组发言，表述自己小组讨论的精华，或提出小组学生都疑惑的问题。然后请其他小组的学生来回答或抽点学生来回答。对学生提出的问题，如果没有学生能回答，让学生举手表态；如果很少学生举手，教师可以课后给学生单独讲解；如果很多学生都举手，说有同样的困惑，就是有代表性的问题或共性问题，可以由教师进行解答。

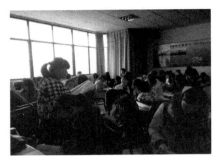

图 2-5　学生面向全班发言

2. 探究结论

（1）"亮闪闪"

第一小组感受最深的是腹股沟疝病。疝囊经腹股沟管深环（内环）突出，经过腹股沟管，再穿出腹股沟管浅环（皮下环），并可进入阴囊，即为腹股沟斜疝。疝囊经直疝三角区突出，不经过内环，也不进入阴囊，为腹股沟直疝。以腹股沟斜疝最多见，占全部腹外疝的 75%～90%，占腹股沟疝的 85%～95%。腹外疝的临床类型为易复性、难复性、嵌顿性、绞窄性。

第三小组认为最重要的有两点。①嵌顿性疝：疝门较小而腹内压突然增高时，疝内容物可强行扩张疝环而向外突出，随后因疝环的弹性收缩，又将内容物卡住，使其不能回纳。②绞窄性疝：嵌顿如不能及时解除，疝内容物受压情况不断加重可使动脉血流减少，最终导致完全阻断。

（2）"考考你"和"帮帮我"

问题 1：

第二小组学生：我们组有个问题"为什么腹股沟疝好发于男性？"

第六小组学生：因为男性的腹股沟深环较女性的大，所以男性腹股沟斜疝发病率高于女性。

第四小组学生：重体力劳动使腹腔内压增高，而从事重体力工作者以男性较女性多，所以腹股沟疝好发于男性。

教师总结：腹股沟斜疝多发男性的原因主要与人类胚胎发育过程中睾丸下降过程有关。人类胚胎发育过程中，睾丸从腹膜后第二、三腰椎逐渐下降，在相当于腹股沟管内环处带动腹膜等组织经腹股沟管逐渐下降，进入阴囊。在睾丸下降过程中，下移的腹膜组织会形成一个鞘突，称之为腹膜鞘突。婴儿出生后1个月左右，腹膜鞘突在睾丸上方完全闭锁，形成一个纤维索条。但在男性中，有20%～25%的婴儿腹膜鞘突发生闭锁不全或未闭锁的情况。这种未闭锁的腹膜鞘突将成为先天性腹股沟斜疝的疝囊。而女性腹股沟管中走行的是子宫圆韧带，在胚胎发育过程中，亦不存在睾丸下降及阴囊形成的过程，故女性发生腹股沟斜疝的可能性明显低于男性。此外，男性的腹股沟深环较女性的大，也是男性腹股沟斜疝发病率高于女性的原因之一。

问题2：

第三小组学生：教材上提到"腹股沟疝的非手术治疗适应于年老体弱或伴有其他严重疾病而禁忌手术者"，请问年老体弱者合并绞窄性疝时该怎么办？

第八小组学生：绞窄性疝指嵌顿性疝如不能及时解除嵌顿，疝内容物受压情况不断加重可使动脉血流减少，最终导致完全阻断，即为绞窄性疝。绞窄性疝临床症状较严重，疝内容物发生感染，侵及周围组织，引起疝块局部软组织的急性炎症和腹膜炎表现，严重者可发生脓毒血症。故结合患者的身体状况，只要能耐受手术（详见"麻醉前病情评估"表ASA病情分级和围术期死亡率），还是要紧急手术处理。

问题3：

第四小组学生："帮帮我"——股疝的发病率占腹外疝的3%～5%，为什么多见于40岁以上的妇女？

第十小组学生：股疝的是经股管突出，股管上口称股环，下口为卵圆窝。女性骨盆较宽阔，联合肌腱及陷窝韧带常发育不全或变薄，导致股环宽大松弛，加上腹内压增高的诱因，使下坠的腹腔内脏经股环进入股管，自卵圆窝突出，故女性多见。

问题 4：

第五小组学生："帮帮我"——如何区分患者发生了嵌顿疝或者绞窄性疝？

第十二小组学生：嵌顿性疝和绞窄性疝实际是一个病理过程的两个阶段，临床上难以截然分开。

（通过举手表态：80%以上的学生不知道如何区分。）

教师解答：主要通过临床表现来区分。腹股沟斜疝发生嵌顿性疝，主要原因是强体力劳动或用力排便时腹内压骤增。表现为疝块突然增大，伴明显疼痛，平卧或用手推送不能使之回纳，肿块紧张发硬，有明显触痛。如果内容物为肠襻，出现剧烈的阵发性腹部绞痛，伴有呕吐，排气排便停止，肠鸣音亢进，稍晚时还出现腹胀等急性机械性肠梗阻的表现，不及时处理可发展成绞窄性疝。绞窄性疝临床症状较严重，疝内容物发生感染，侵及周围组织，引起疝块局部软组织的急性炎症和腹膜炎表现，严重者可发生脓毒血症。

问题：

（课下摘自学生的平时作业——"亮考帮"作业纸。囿于篇幅所限，仅前四个问题给出答案）

1）为何股疝容易发生嵌顿？

答：股疝疝内容物多为小肠和大网膜，由于股管几乎是垂直向下的，疝内容物似直线状下坠，但一出卵圆窝后，却突转向前，形成一锐角；加之股环本身狭小，周围韧带坚韧，因此容易发生嵌顿和绞窄。（注：学生提供答案）

2）病例：患者，男性，66 岁，发现右侧腹股沟可复性肿块 3年。10 小时前，用力排便时突感腹痛难忍，呕吐数次，伴发热、全身不适。体查：右腹股沟及阴囊可扪及肿块，张力高，明显触痛。全腹有压痛、腹肌紧张；白细胞计数明显增高。此类疝属（　　）

A. 腹股沟直疝，嵌顿性疝

B. 腹股沟斜疝，嵌顿性疝

C. 腹股沟直疝，绞窄性疝

D. 腹股沟斜疝，绞窄性疝

E. 股疝，绞窄性疝

答案：D。此题很具有代表性，主要考察两点：①腹股沟斜疝和直疝的鉴别诊断；②嵌顿性疝和绞窄性疝的鉴别。腹股沟肿块可进入阴囊，提示为腹股沟斜疝；体查该疝块已明显增大、触痛明显，加之患者腹痛，全腹有压痛、腹肌紧张，白细胞计数明显增高，提示腹膜炎，考虑患者已发生绞窄性疝。（教师总结）

3）男性腹外斜疝对其生殖系统有什么危害？

答：斜疝本身不会影响生育，但是拖延时间长了不治疗会影响性器官正常发育，有可能引起不育。因为疝气是小肠进入阴囊附近，男性的阴囊正常情况下处于低温状态，小肠的温度却是37℃左右，非正常的温度，会影响性器官发育。而水疝"鞘膜积液"阴囊内存在的积液过多，长期浸泡睾丸，阻碍正常生精功能，进而导致不育。（注：学生提供答案）

4）为什么腹股沟斜疝好发于右侧？

答：胚胎发育早期，腹膜在腹股沟内环处向外突起，形成腹膜鞘状突。正常情况下鞘状突包裹大部分睾丸，并在睾丸的牵引下随之下降，最终到达阴囊底。小儿出生后鞘状突逐渐萎缩、闭塞。若此过程发生障碍，鞘状突管将保持开放状态，一旦有腹腔脏器进入，则形成了腹股沟斜疝。本症可在任何年龄发病，尤以婴幼儿期多发。男孩右侧睾丸下降较晚（右侧睾丸下降的速度较左侧为慢，由此造成右侧腹膜鞘突的闭锁时间也较左侧延迟），故右侧多于左侧，少数为双侧。女孩鞘状突未闭也可以发生腹股沟疝，但明显少于男孩，发病率性别之比约为15：1。（教师总结）

5）腹外疝患者疼痛时，为什么不能使用镇痛药？

6）怎样向患者解释清楚造成腹外疝的原因和诱发因素呢？

7）腹外疝患者手术后为什么容易复发？

8）腹外疝患者术前准备为什么"备皮至关重要"？

9）切口感染是引起疝复发的主要原因，怎样预防疝手术后切口感染？

10）鉴别腹股沟斜疝与直疝最有意义的体征是什么？

11）绞窄性疝和嵌顿性疝的根本区别是什么？难复性疝与嵌顿性疝从临床表现上如何区分？

12）检查腹股沟斜疝时，压迫内环的部位应在哪里？

13）疝环较小，腹压突然增高时疝块变大，不能回纳，但尚未发生血运障碍的疝是何种疝？

14）在手术治疗腹外疝中，单纯疝囊高位结扎和疝修补术有什么区别，分别适用于哪些人群？

15）如何做好术后对患者的健康指导及作息指导？

16）非手术治疗中半岁以下婴儿可暂不手术，是指所有类型腹外疝吗？

17）紧急手术时应先进行嵌顿性疝，还是绞窄性疝？

18）为什么半岁以下婴幼儿可暂不手术？为什么年老体弱者禁忌手术？

19）术后患者突然出现伤口裂开，疝内容物漏出怎么办？

20）如何避免腹股沟疝的发生？

21）腹外疝如何引起潜在并发症？

22）腹股沟斜疝嵌顿的原因是什么？

23）可避免术后疝复发的术前护理措施是什么？术后引起疝复发的原因具体有哪些？

24）腹外疝的术后护理应注意哪些方面？

25）斜疝与直疝中，疝囊颈与腹壁下动脉的关系是什么？

26）有关于腹外疝问题需要达到的护理目标是哪些？

27）腹外疝术前护理中要消除引起腹内压升高的因素中，吸烟者为什么要在术前戒烟？戒烟与消除引起腹内压升高的因素有什么关系？

28）若手术后患者病情复发应该怎么办？术后如何对患者进行妥善安置？阴囊内积血、积液会引发什么大的问题？

29）术后如何预防疝复发，若患者在家又该怎样处理？

30）怎样做可以保证疝内容物的无菌？

31）疝内容物从腹腔脱出，患者第一时间怎么办？

32）腹外疝患者未遵医嘱在 3 个月内进行了重体力劳动，伤口会出现哪些异常，如何处理？

33）年老体弱患者合并绞窄性疝，是否进行手术？

34）1 岁幼儿发生腹外疝但并未发生嵌顿，该怎么办？

35）孕妇发生脐疝的治疗方法是什么？

36）腹外疝中哪种疝最易发生嵌顿？

37）嵌顿疝和绞窄性疝有何严重性？

38）直疝为何绝不进入阴囊，极少发生嵌顿？如何区别腹股沟斜疝和腹股沟直疝？

39）咳嗽的患者接受疝手术的主要危害是什么？

40）嵌顿性疝与绞窄性疝应先处理哪个？

41）无张力性疝修补术适用于什么患者？

42）腹外疝患者非手术治疗都能痊愈吗？

43）怎样预防腹内压升高，以及怎样对年老腹壁肌肉薄弱者实施术前训练？

44）发生阴囊水肿，切口感染等并发症时如何对患者进行心理护理？

45）腹外疝的并发症有哪些？疝环是什么？

46）如何鉴别腹股沟直疝和斜疝？

47）疝内容物是进入疝囊的腹内脏器或组织，为什么小肠最常见？

48）是否可以避免先天性腹股沟斜疝的发生呢？

49）为什么斜疝的嵌顿机会多于直疝？

50）患者腹部有包块，怎么能确定它是腹外疝还是肠梗阻？

51）为什么女性腹外疝的发病率低？

52）为什么斜疝多见于青壮年及儿童，而直疝多见于老年人？

53）为什么斜疝回纳疝块后压住深环，疝块不再突出，而直疝回纳后压住深环，疝块仍可突出？

54）术前为什么要关闭疝门？

55）青少年运动会得腹外疝吗？

56）有无因疝块长期反复突出影响患者工作和生活而感到焦虑不安？

57）切口疝如何处理？

58）经产妇发生脐疝怎么处理？

59）剖宫产的产妇在坐月子时发生脐疝怎么办？

60）小儿脐疝是先天性还是后天性的？

61）切口疝常由手术中操作不当引起的，如何预防或减少此类事故的发生？

62）脐疝、切口疝的病因是什么？

63）股疝一旦嵌顿，如何迅速发展为绞窄性疝？

64）先天性腹股沟斜疝和后天性腹股沟斜疝的区别是什么？

65）腹外疝多发于腹股沟区的原因是什么？

66）腹外疝手术前出现紧急腹痛怎么办？腹外疝手术后患者腹痛怎么办？

67）妊娠后期出现腹外疝应该怎么办？

3. 教师总结（3～5分钟）

首先对大家的积极、热烈的讨论，提出表扬。

现将腹外疝内容总结如下，通过2节课的学习要求大家掌握以下概念：腹外疝、腹股沟斜疝、腹股沟直疝、股疝、嵌顿性疝、绞窄性疝。重点掌握：腹股沟斜疝、直疝和股疝的身体状况评估，注意斜疝和直疝的区别要点，处理措施（非手术治疗的适应证、手术方式），术前准备、术后护理、健康指导。熟悉腹外疝原因（腹压升高及腹壁强度下降），典型的腹外疝的病理组成（由疝环、疝囊、疝内容物及疝外被盖4部分组成），腹外疝的4种临床类型的特点（易复性疝、难复性疝、嵌顿性疝、绞窄性疝），腹外疝中最重要、最常见的是腹股沟斜疝，股疝多见于中年以上的妇女，最易发生嵌顿和绞窄。了解脐疝、切口疝的病因。同时要求学生课下构建一幅腹外疝的思维导图。

【当堂练习】（2～5分钟）

1. 腹外疝的发病因素中最重要的是（   ）　　　　　答案：E
   A. 妊娠　　　　　　　　　B. 长期便秘
   C. 慢性咳嗽　　　　　　　D. 排尿困难
   E. 腹壁强度降低

2. 腹外疝的疝环是指（   ）　　　　　　　　　　　答案：C
   A. 突出的疝内容物　　　　B. 疝外被盖组织
   C. 腹壁缺损或薄弱处　　　D. 壁腹膜的一部分
   E. 疝囊底部

3. 嵌顿性疝是指（   ）　　　　　　　　　　　　　答案：E
   A. 疝内容物为盲肠　　　　B. 疝内容物为乙状结肠
   C. 疝内容物为膀胱壁　　　D. 疝内容物为横结肠
   E. 疝囊颈弹性收缩，将疝内容物卡住不能回缩

4. 绞窄疝与嵌顿疝的根本区别在于（   ）　　　　　答案：E
   A. 疝块的大小　　　　　　B. 疝内容物能否回纳
   C. 有无肠梗阻表现　　　　D. 疝块的有无压痛
   E. 疝内容物有无发生血运障碍

5. 鉴别腹股沟斜疝与直疝最有意义的体征是（   ）　答案：E
   A. 疝块的形状　　　　　　B. 疝块是否降入阴囊
   C. 单侧或双侧　　　　　　D. 是否易嵌顿
   E. 回纳疝块压住内环，疝块是否突出

6. 需紧急手术的腹外疝是（   ）　　　　　　　　　答案：C
   A. 难复性疝　　　　　　　B. 嵌顿性疝
   C. 绞窄性疝　　　　　　　D. 滑动性疝
   E. 可复性疝

7. 斜疝修补术后，预防阴囊血肿的措施是（   ）　　答案：B
   A. 平卧位，膝下垫软枕

  B. 切口沙袋压迫，托起阴囊

  C. 咳嗽时用手按住伤口

  D. 不宜过早下床活动

  E. 预防便秘、尿潴留

（七）课后教师批改学生作业

  评分标准：不交、迟交无分，按时交的都有完成分，给予 3 分，对应及格；认真但没有新意、不出彩的给予 4 分，对应良好；有创意或极其认真的，给予 5 分，对应优秀。

（八）及时与学生交流及成果课下分享

1. 交流平台

微信、QQ、网络作业平台等。

2. 交流内容

  1）教学生如何获取知识：围绕教学内容如"腹外疝病人的护理"，指导学生如何利用教材、文献、期刊、网络等途径获得必需的知识和信息。

  2）解决课堂上没解决的问题：如学生提出来，教师也不会的，或者是那些学生课堂讨论时提出来的问题但由于不具有代表性，教师答复课后单独讲解的。

  3）解决批改作业时发现的学生提出的问题：有针对性地进行交流，条件允许时也可以邀请全班学生在交流平台上继续讨论。

  4）在征得学生同意的前提下，在交流平台上向全班同学展示优秀的学生作业，条件允许时甚至可以让学生共同参与投票选拔优秀作业。

【优秀学生作业示例】

完成日期 2016.3.7　完成情况：　优秀（5 分）　良好（4 分）　完成（3 分）。

（备注：交的都有完成分，给 3 分，对应及格；认真但没有新意、不出彩的 4 分，对应良好；有创意或极其认真的，给予 5 分优秀。）

一、亮闪闪（列出学习过程中自己感受最深、受益最大、最欣赏的内容等，至少一条，更多不限。）

1. 感受最深 —— 腹股沟疝病

疝囊经过腹壁下动脉外侧的腹股沟管深环（内环）突出，向内、向下、向前斜行经过腹股沟管，再穿出腹股沟浅环（皮下环），并可进入阴囊，称腹股沟斜疝。疝囊经腹壁下动脉内侧的直疝三角区直接由后向前突出，不经过内环，也不进入阴囊，为腹股沟直疝。以腹股沟斜疝最多见，约占全部腹外疝的 75% ~ 90%，占腹股沟疝的约占 ~ 85%。

2. 腹外疝的临床类型

分为易复性、难复性、嵌顿性、绞窄性

最为重要的嵌顿性疝：疝门较小而腹内压突然增高时，疝内容物可强行扩张疝环而向外突出，随后因疝环弹性收缩，将疝内容物卡住，使其不能回纳。

② 绞窄性：嵌顿疝如不能及时解除，疝内容物受压情况不断加重，可使动脉血流减少，最终导致完全阻断。

完成日期 2016.3.9 完成情况： 优秀（5分） 良好（4分） 完成（3分）。

（备注：交的都有完成分，给3分，对应及格；认真但没有新意、不出彩的4分，对应良好；有创意或极其认真的，给予5分优秀。）

一、亮闪闪（列出学习过程中自己感受最深、受益最大、最欣赏的内容等，至少一条，更多不限。）

1. 腹外疝是由腹腔内的脏器或组织连同腹膜壁层，经腹壁薄弱点或孔隙，向体表突出所形成。

2. 典型的腹外疝由疝环、疝囊、疝内容物和疝外被盖等组成

3. 腹外疝有易复性、难复性、嵌顿性、绞窄性等临床类型

① 凡腹外疝在病人站立、行走或腹内压增高时突出，平卧、休息或用手向腹腔推送时疝内容很容易回纳入腹腔的，称为易复性疝。

② 疝内容不能或不能完全回纳入腹腔内者，称难复性疝。

③ 疝门较小而腹内压突然增高时，疝内容物可强行扩张疝环而向外突出，随后因疝环的弹性收缩，又将内容物卡住，使其不能回纳，称为嵌顿性疝。

④ 嵌顿如不能及时解除，疝内容物受压情况不断加重可使动脉血流减少，最终导致完全阻断，即为绞窄性疝。

4. 腹股沟斜疝是疝囊经过腹壁下动脉外侧的腹股沟管深环（内环）突出，向内、向下、向前斜行经过腹股沟管，再穿出腹股沟管浅环（皮下环），并可进入阴囊。

5. 腹股沟直疝是疝囊经腹壁下动脉内侧的直疝三角区直接由后向前突出，不经过内环，也不进入阴囊

二、考考你（列出自己弄懂了，但是觉得别人可能存在困惑的地方，用来挑战别人，至少3个，更多不限。）

1 传统疝修补手术后：不可早期下床活动
2 腹外疝疝环：腹壁缺损或薄弱处
3 腹股沟直疝与斜疝最有意义的鉴别点：回纳疝块压迫内环，增加腹内压疝块是否出现
4 可避免术后疝复发的术前处理是：解除腹内压增高的因素
5 斜疝与直疝的突出途径：腹股沟管和直疝三角
6 疝环与腹壁下动脉的关系：
　斜疝：在腹壁下动脉的外侧
　直疝：在腹壁下动脉的内侧

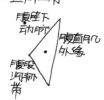

三、帮帮我（列出自己不懂的问题，讨论时求助别人，至少3个，更多不限。）

1 股疝为何最易发生嵌顿？
2 难复性斜疝与嵌顿性斜疝临床表现的区分点？
3 疼痛减轻，疝块仍然存在，发生了什么？
4 腹股沟斜疝为何是高发病率，主要原因是什么？

二、考考你（列出自己弄懂了，但是觉得别人可能存在困惑的地方，用来挑战别人，至少3个，更多不限。）

1. 腹外疝原因为腹壁强度降低和腹内压力增高。
2. 腹外疝中最重要、最常见的是腹股沟斜疝；股疝多见于中年以上的妇女，最易发生嵌顿和绞窄。
3. 嵌顿性疝和绞窄性疝的主要区别是是否发生血液循环障碍；斜疝和直疝的主要区别是突出途径不同。
4. 斜疝和直疝的临床特点区别。

	斜疝	直疝
发病年龄	多见于儿童及青壮年	多见于老年
突出途径	经腹股沟管突出，可进阴囊	由直疝三角突出，不进阴囊
疝块外形	椭圆或梨形，上部呈带柄状	半球形，基底较宽
回纳疝块压住疝环	疝块不再突出	疝块仍可突出
精索与疝囊的关系	精索在疝囊后方	精索在疝囊前外方
疝囊颈与腹壁下动脉的关系	疝囊颈在腹壁下动脉外侧	在腹壁下动脉内侧
嵌顿机会	较多	极少

三、帮帮我（列出自己不懂的问题，讨论时求助别人，至少3个，更多不限。）

1. 腹股沟疝的处理原则：一般均应尽早施行手术治疗。
① 半岁以下婴幼儿可暂不手术，年老体弱者或伴有其他严重疾病而禁忌手术者
② 常用的手术方法有：传统的疝修补术，新兴的无张力疝修补术及经腹腔镜疝修补术。
2. 嵌顿性疝在哪些情况下可先试行手术复位？
① 嵌顿时间在3~4小时内；② 年老体弱者或伴有其他较严重疾病
3. 术后伤口护理中，什么情况下可加沙袋压迫？
答：切口血肿。
4. 术后活动指导有哪些？
① 术后1~2日卧床期间鼓励床上翻身及两上肢活动
② 术后3~5天可考虑离床活动
③ 病人出院后应逐渐增加活动量，3个月内应避免重体力劳动或提举重物等。

二、肠梗阻患者的护理

教学班级为平顶山学院医学院 2014 级护理 1 班、2 班（专科），学生人数分别为 67 人、63 人。使用教材为人民卫生出版社出版的《外科护理学（第 3 版）》，主编为熊云新、叶国英。

（一）学情分析

1. 知识基础

学生已经学习了腹部的解剖（小肠）和生理知识，掌握了外科病史采集和检查的基本技能。

2. 能力基础

护理专业专科的学生，具备较好的理解能力，会有效利用多种渠道获取相关知识，多数学生具备综合分析和概括事物的能力，并能对所学知识进行一定程度的扩充。

3. 情感基础

大学专科学生的认知能力较强，思维较活跃，通过一段时间的外科护理学的学习，已初步培养了学习外科护理学的热情，大部分学生敢于展现自己，阐述自己的观点。

（二）学习课时

2 课时（100 分钟）。

（三）学习方式

隔堂对分。

（四）学习目标

1. 知识与能力

1）了解肠梗阻患者的病因和病理生理。

2）熟悉肠梗阻患者的症状、体征、辅助检查和处理原则。

3）掌握肠梗阻患者的护理措施。

4）熟练掌握肠梗阻患者的护理评估方法，能运用肠梗阻的护理知识对肠梗阻患者实施整体护理。

2. 过程与方法

1）通过教师的临床案例导入，学习肠梗阻患者的分类、临床表现、处理原则及护理措施。

2）通过学生的自主学习，内化吸收肠梗阻患者的病因及发病机制、病理生理、临床表现、处理原则及护理知识。

3）通过学生的交流、讨论和展示等活动，进一步掌握本单元内容。

4）通过学生的自主评价，构建思维导图，学会对肠梗阻患者的初步判断和护理技能。

3. 情感、态度与价值观

运用科学的教学发展观，调动学生学习外科护理知识的热情，引导学生根据解剖、生理知识来充分理解肠梗阻的发病机制及临床表现，引发学生探究知识的兴趣，增强学生探究和分析问题的能力，提出解决问题的思路和方案，并加以评价，提高学生的医学知识素养。

（五）学习准备

1）教师认真研究教材和教学大纲，结合学生的实际情况，取舍所讲授的内容，决定学生自主学习和交流讨论的内容。

2）为了让学生学习的知识生活化，激发学生的兴趣，教师要动员学生搜集网络上或身边亲戚朋友的相关病例的素材。

3）为了确保每位学生都有所收获和提高，教师按照学习目标编制当堂练习。

4）为了提高学生课堂参与的深度，教师根据学生的认知能力编制课堂记录单；为了提高学生课堂参与的效度，教师根据学生的座位分布编制活动小组。

5）为了提高课堂学习的效率和趣味性，教师把本节课的核心概念及知识点制成知识卡片，这样可以让学生任意组合，从而掌握正确的搭配。

（六）学习过程

第一课时（50分钟）

【导入】展示教学课例，导入授课内容（约5分钟）

患者，男性，51岁，腹痛伴恶心、呕吐2天。48小时前患者突发脐周疼痛，为阵发性绞痛，伴恶心、呕吐，呕吐物为胃内容物，量不多。2天未进食，亦未排便排气，尿少而黄。患者2年前因急性阑尾炎行阑尾切除术。查体：急性病容，神志清楚，血压100/60mmHg，脉搏96次/分，体温37.5℃，皮肤无黄染，干燥，弹性差。心肺正常，腹膨隆，未见肠型，全腹触诊柔软，广泛轻压痛，无反跳痛，未触及肿块，肝脾不大，肠鸣音高亢，有气过水音。辅助检查：血红蛋白（Hb）160g/L，白细胞 11.6×10^9/L，尿常规（-）。腹部透视可见多个液平面。临床以"粘连性肠梗阻"收入院。

【讲授】肠梗阻（约40分钟）

1. 概念

肠梗阻：肠内容物不能顺利运行、顺利通过肠道，称为肠梗阻。机械性肠梗阻：是由各种原因导致的肠腔缩窄和肠内容物通过障碍。动力性肠梗阻：是神经反射或毒素刺激引起肠壁肌肉功能紊乱，使肠蠕动丧失或肠管痉挛，以致肠内容物无法正常通行，但肠管本身无器质性肠腔狭窄。血运性肠梗阻：由于肠系膜血管栓塞或血栓形成，使肠管血运障碍，继而发生肠麻痹，使肠内容物不能运行。单纯性肠梗阻：只有肠内容物通过受阻，而无肠管血运障碍。绞窄性肠梗阻：指梗阻伴有肠壁血运障碍，可因肠系膜血管受压、血栓形成或栓塞等引起。

2. 病因及分类

机械性、动力性、血运性肠梗阻；单纯性、绞窄性肠梗阻；完全、不完全性肠梗阻；高位、低位性肠梗阻。

3. 病理生理

肠梗阻时肠管局部变化和全身性改变。

4. 临床表现

（1）症状

①腹痛：机械性肠梗阻为阵发性腹部绞痛；绞窄性肠梗阻为持续性伴阵发性加剧的绞痛；麻痹性肠梗阻为持续性胀痛，无绞痛。②呕吐：早期常为反射性。高位肠梗阻呕吐出现早且频繁，低位肠梗阻呕吐出现较晚。麻痹性肠梗阻呈溢出性。绞窄性肠梗阻时呕吐物呈咖啡样或血性。③腹胀：高位肠梗阻腹胀不明显，低位及麻痹性肠梗阻腹胀显著，遍及全腹。绞窄性肠梗阻为不均匀腹胀。④肛门停止排便排气：血便或果酱样便见于绞窄性肠梗阻、肠套叠、肠系膜血管栓塞等。

（2）体征

①视诊：单纯性机械性肠梗阻可见腹膨隆、肠型和蠕动波；肠扭转可见腹胀不对称，麻痹性肠梗阻腹胀均匀。②触诊：单纯性肠梗阻有轻度压痛，绞窄性肠梗阻有固定性压痛和腹膜刺激征，可扪及痛性包块。③叩诊：绞窄性肠梗阻可有移动性浊音阳性。④听诊：机械性肠梗阻时可闻及气过水声或金属音、肠鸣音亢进；麻痹性肠梗阻肠鸣音减弱或消失。

5. 处理原则

原则是解除梗阻和纠正因梗阻引起的全身生理紊乱。①非手术治疗：适用于单纯性粘连性肠梗阻、麻痹性或痉挛性肠梗阻、蛔虫或粪块堵塞引起的肠梗阻。②手术治疗：适用于各种类型的绞窄性肠梗阻、肿瘤及先天性肠道畸形引起的肠梗阻。

6. 护理

（1）非手术治疗的护理

生命体征平稳可取半卧位；患者应禁食，待肛门排气后方可进食；胃肠减压，是治疗肠梗阻的重要措施之一，注意胃管护理，待肛门排气后方可拔除；无肠绞窄或肠麻痹可用抗胆碱药物缓解疼痛；持续胃肠减压，如无肠绞窄，可从胃管注入液状石蜡缓解腹胀；呕吐时坐起或头侧向一边，及时清除口腔内呕吐物，注意记录、观察呕吐物的颜色、量和性状；纠正水、电解质紊乱和酸碱失衡，严格记录出入液量；防治感染和毒血症；严密观察生命体征变化，腹痛、腹胀、呕吐及腹部体征情况，注意绞窄性肠梗阻的出现。

（2）手术治疗的护理

术后取平卧位，生命体征平稳后取半卧位；禁食与胃肠减压护理，胃管拔除后逐步进食；鼓励患者早期下床活动；观察患者神志、生命体征及腹部情况；做好并发症的观察与护理；加强心理护理，进行合理的健康指导。

【布置作业】（约5分钟）

针对展示病例中患者的情况进行分析，解决如下问题，并采用"亮考帮"作业纸的形式完成平时作业。

亮闪闪：

学习了肠梗阻患者的护理，我感受最深、受益最大、最欣赏的地方是……

考考你：

1）作为接诊护士，应该从哪些方面详细了解该患者的病情？

2）肠梗阻按基本病因分可分为哪几类？粘连性肠梗阻属于哪个类型的肠梗阻？

3）粘连性肠梗阻的临床表现有哪些？

4）肠梗阻的处理原则是什么？

5）如果非手术治疗，对该患者病情观察的主要内容是什么？

6）肠梗阻患者术后护理重点是什么？

7）如何对该患者进行健康指导？

······

帮帮我：

关于肠梗阻患者的护理，我存在的困惑是······

第二课时（隔堂 50 分钟）

【内化吸收与讨论】

针对课下作业内化吸收的情况进行讨论（10～15 分钟）。4 个人一组，进行小组讨论，班级共有 16 个小组（图 2-6）；要求小组讨论期间不能用来补作业（图 2-7）。

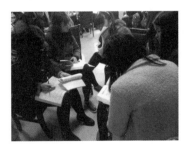 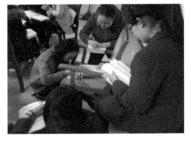

图 2-6　肠梗阻对分课堂认真讨论中　图 2-7　不可取的讨论时间补作业

【成果展示】

"亮考帮"——交流小组探究成果（25～30 分钟）。

1. 方法

鼓励小组主动派代表发言，也可以教师抽点。一般抽查 4～5

个小组向全班展示并阐述本小组的探究成果，每组随机抽人。要求抽到的学生从座位上站起，面对全班发言。必须代表小组发言，表述自己小组讨论的精华，或提出小组学生都感到疑惑的问题。然后请其他小组的学生来回答或抽点学生来回答。对学生提出的问题，如果没有学生能回答，让学生举手表态，如果很少学生举手，教师可以在课后给学生单独讲解。如果很多学生都举手，说明有同样的困惑，就是有代表性的问题或共性问题，可以由教师进行解答。

2. 探究结论

亮闪闪：

第二小组：感受最深——肠梗阻患者的症状可以用四个字来概括：痛（腹痛）、吐（呕吐）、胀（腹胀）、闭（肛门停止排便、排气）。

第七小组：最严重的是绞窄性肠梗阻，当出现下列情况时要考虑绞窄性肠梗阻：①病情发展迅速，早期出现休克；②腹痛发作急剧，起始即为持续性剧烈腹痛或在阵发性加重之间仍有持续性疼痛；③有明显的腹膜刺激征；④腹胀不均匀，腹部有压痛性肿块；⑤呕吐物、胃肠减压液、肛门排出物、腹腔穿刺抽出液均为血性；⑥积极非手术治疗而无明显改善；⑦腹部 X 线表现。

考考你：

1）作为接诊护士，应该从哪些方面详细了解该患者的病情？

答：了解患者的健康史，询问病史，注意患者年龄，有无感染、饮食不当、过度劳累等诱因，尤其注意腹部病史、手术史、外伤史；了解患者的身体状况（症状、体征）；了解辅助检查、患者的心理、社会状况及处理原则。

2）肠梗阻按基本病因分可分为哪几类？粘连性肠梗阻属于哪个类型的肠梗阻？

答：根据病因肠梗阻可分为机械性、动力性、血运性肠梗阻；粘连性肠梗阻属于机械性肠梗阻。

3）粘连性肠梗阻的临床表现有哪些？

答：临床表现：①症状：阵发性腹部绞痛；早期常为反射性呕

吐；高位肠梗阻腹胀不明显，低位性肠梗阻腹胀显著，遍及全腹；肛门停止排便排气。②体征：腹部视诊单纯性机械性肠梗阻可见腹膨隆、肠型和蠕动波；触诊单纯性肠梗阻有轻度压痛；听诊机械性肠梗阻时可闻及气过水声或金属音、肠鸣音亢进。

4）肠梗阻的处理原则是什么？

答：肠梗阻处理原则是解除梗阻、纠正水、电解质紊乱、酸中毒、感染和休克等并发症。

5）如果非手术治疗，对该患者病情观察的主要内容是什么？

答：非手术治疗时观察患者神志、精神状态、生命体征、呕吐、排气、排便、腹痛、腹胀、腹膜刺激征及肠蠕动情况。

6）肠梗阻患者术后护理重点是什么？

答：术后取平卧位，生命体征平稳后取半卧位；禁食与胃肠减压护理，胃管拔除后逐步进食；鼓励患者早期下床活动；观察患者神志、生命体征及腹部情况；做好并发症的观察与护理，如腹腔内感染、切口感染、肠瘘等；加强心理护理，进行合理的健康指导。

7）如何对该患者进行健康指导？

答：健康指导：饮食指导，注意饮食卫生，预防肠道感染；进食易消化食物，保持排便通畅，忌暴饮暴食及生冷饮食；预防指导，避免腹部受凉和饭后剧烈运动，防止发生肠扭转；出院后若有腹胀、腹痛等不适，应及时到医院就诊。

8）为什么小肠梗阻就可以引起严重的代谢性酸中毒？

答：一般小肠梗阻，丧失的体液多为碱性或中性，钠、钾离子的丢失较氯离子为多，以及酸性代谢产物增加，可引起严重的代谢性酸中毒。

9）单纯性肠梗阻与绞窄性肠梗阻的主要区别是什么？为什么肠梗阻手术和非手术的患者都要胃肠减压？

答：主要区别是肠壁有无发生血运障碍。

胃肠减压指通过置入胃腔或肠腔内的引流胶管，利用负压吸引原理，吸出胃肠道内容物，以降低胃肠道内压力。胃肠减压用于肠梗阻患者，能减低胃肠内压力，改善肠壁的血液循环，可缓解或解除梗阻症状。

10）肠梗阻，尤其当有坏疽、穿孔的可能时，为什么不做钡灌肠检查？

答：当肠梗阻有坏疽、穿孔的可能时，因为钡剂溢入腹腔会加重腹膜炎，所以一般不做钡灌肠检查。

帮帮我：

1）为何肠梗阻的患者会出现呼吸和循环功能障碍？

答：因为肠梗阻的病理生理改变——肠腔膨胀、积气积液：肠梗阻后梗阻以上的肠腔内积聚了大量的气体和体液，这时肠内压增高，使肠管扩张，腹部膨胀。肠管内的气体70%是咽下的，30%是由血液弥散和肠腔内容物腐败、发酵而产生的气体。积聚的液体主要是消化液，如胆汁、胰液、胃液、肠液等。肠梗阻时，一方面因肠壁静脉受压，消化液吸收减少；另一方面肠内压增高可以刺激肠黏膜，促使腺体分泌更多的消化液；此外，肠内压增高压迫肠壁静脉使其回流受到障碍，加上缺氧使毛细血管通透性增高，大量液体渗入腹腔和肠腔。进而腹胀使腹压上升，膈肌升高，腹式呼吸减弱，影响下腔静脉回流，导致呼吸、循环功能障碍。

2）病例：患者，女性，42岁，暴饮暴食后上腹部阵发性疼痛，伴腹胀、恶心呕吐，呕吐物为宿食，肛门停止排气。患者1年前曾行胆囊切除术。检查见腹胀，有肠型，腹软，轻度压痛，肠鸣音亢进，腹部X线片提示：有多个液气平面。该患者出现肠梗阻最有可能的原因（　　）

A. 肠粘连　　　　B. 肠扭转　　　　　　C. 粪块阻塞
D. 肠痉挛　　　　E. 慢性铅中毒

答案：A。该患者属于单纯性机械性肠梗阻，所以排除D和E。患者1年前有腹部手术史，所以是手术后造成的肠粘连。

3）肠套叠发生的原因是什么，为什么80%发生于2岁以下的儿童？

答：病因至今尚不明确。孩子在婴儿期生长发育迅速，相对来讲消化道发育尚不完善、不成熟，功能较差，各种消化酶分泌较少。

父母不了解这个特点有的随便给孩子吃些不易消化的食物，会使肠道负荷加重，诱发肠蠕动紊乱从而导致肠套叠。

4）患者，女性，33 岁，胆囊切除术后第 6 天，出现全腹持续性胀痛伴溢出性呕吐，呕吐物为胃内容物，肠鸣音消失，考虑该患者是什么病症？

答：考虑是麻痹性肠梗阻。麻痹性肠梗阻亦称无动力性肠麻痹，是因各种原因影响肠道自主神经系统的平衡；或影响肠道局部神经传导；或影响肠道平滑肌收缩使肠管扩张蠕动消失。多见于急性弥漫性腹膜炎、腹部大手术、腹膜后血肿或感染等；多表现为持续性胀痛，无绞痛，且常伴有呕吐呈溢出性，呕吐物为胃内容物，呕吐物中无粪味。麻痹性肠梗阻腹胀显著，遍及全腹（均匀性），可有肠型，听诊肠鸣音消失；腹部 X 线片可见胃肠道普通胀气，小肠充气，肠袢大小较为一致。

5）肠梗阻非手术治疗和手术治疗有什么区别，分别适用于哪些人？

答：非手术治疗一般指保守治疗，肠梗阻非手术治疗适合单纯性粘连性肠梗阻、麻痹性肠梗阻、蛔虫或粪块堵塞引起的肠梗阻、肠结核等炎症引起的不完全性肠梗阻等。手术治疗适合各种类型的绞窄性肠梗阻及由肿瘤、先天性肠道畸形引起的肠梗阻，以及非手术治疗无效的患者。

6）粘连性肠梗阻是否越做手术越粘连？

答：教材提到"粘连性肠梗阻是因肠管粘连成角或腹腔内粘连带压迫肠管所致，多由腹部手术、炎症、创伤、出血、异物等引起。临床上以腹部手术后所致的粘连性肠梗阻为最多"。首先，虽然传统开放腹部手术后致粘连性肠梗阻较多见，但并非所有腹部手术后都会造成粘连性肠梗阻，例如，手术后，在病情允许的情况下，我们鼓励患者早期下床活动，促进肠蠕动恢复，可减少粘连性肠梗阻的发生。其次，"越做手术越粘连"的说法也不对，对于单纯性粘连性肠梗阻我们主张非手术治疗，而对"粘连带已经压迫肠管"的患者我们主张通过"粘连松解手术"来进行治疗以消除原粘连。而且近年来腹腔镜手术已广泛用于临床，经腹腔镜行肠粘连松解术，具有创伤小、腹腔暴露机会少、脏腹膜干扰轻等特点，故造成新粘连的机会低，是治疗粘连性肠梗阻的较好新术式。

问题：

（课下摘自学生的平时作业——"亮考帮"作业纸，并做选择性回答）

1）为什么高位肠梗阻（如十二指肠梗阻）会出现代谢性碱中毒？

答：呕吐频繁、丢失大量的酸性胃液和氯离子所导致。

2）临床上如何判断是肠蠕动丧失还是肠痉挛？

答："肠抽筋"，医学称"肠痉挛"，顾名思义是肠胃病。肠道活动受神经及胃肠激素控制，遇有阻塞，肠道自然会"收缩"加速蠕动，借此把阻塞物排走。当肠道收缩时，就会产生缺血性疼痛，使患者似抽筋般阵痛。肠痉挛多发生在脐部或两肋下，也有不少会疼痛剧烈；小儿患者会哭闹不安，出汗翻滚，但时间不长，多为几分钟至几十分钟，过后一切正常，能说能笑能吃能玩。肠痉挛如同游泳抽筋一样，在寒冷的刺激下血管收缩；供血不足，就可引起肠壁肌肉痉挛。其实，引起肠道痉挛的因素有很多，主要有以下几种：①肠道气体产生过多；②肠道动力增高；③胃道激素失调；④饮食因素，一些研究显示，母乳喂养儿发生肠痉挛与母亲饮用奶有关，食物过敏可能是肠痉挛发生的一个原因；⑤其他，如非胃肠道因素等。

3）名词：粘连性肠梗阻

答：粘连性肠梗阻是腹部手术、炎症、创伤后所形成的广泛性肠粘连，粘连带引起的肠管急性梗阻，是肠梗阻中最常见的一种类型。[①]

4）肠梗阻的病理生理改变有哪些？

答：肠梗阻主要病理生理变化有肠腔膨胀和积气积液，水、电解质、酸碱平衡失调，感染和中毒三大方面。①肠腔膨胀和积气积液：肠梗阻后后，梗阻以上的肠腔内积聚了大量的气体和体液，这时肠内压增高，使肠管扩张，腹部膨胀。肠管内的气体70%是咽下

---

① 资料来源：《外科护理学（第3版）》，熊云新、叶国英主编。

的，30%是由血液弥散和肠腔内容物腐败、发酵而产生的。积聚的液体主要是消化液，如胆汁、胰液、胃液、肠液等。肠梗阻时，一方面因肠壁静脉受压，消化液吸收减少；另一方面肠内压增高可以刺激肠黏膜，促使腺体分泌更多的消化液；此外，肠内压增高压迫肠壁静脉使其回流受到障碍，加上缺氧使毛细血管通透性增高，大量液体渗入腹腔和肠腔。进而腹胀使腹压上升，膈肌升高，腹式呼吸减弱，影响下腔静脉回流，导致呼吸、循环功能障碍。②水、电解质、酸碱平衡失调。胃肠道的分泌液每日约为8000ml，在正常情况下绝大部分被再吸收。急性肠梗阻患者由于不能进食及频繁呕吐，丢失大量胃肠道液，使水分及电解质大量丢失，尤以高位肠梗阻为甚。低位肠梗阻时，则这些液体不能被吸收而潴留在肠腔内，等于丢失体外。另外，肠管过度膨胀，影响肠壁静脉回流，使肠壁水肿和血浆向肠壁、肠腔和腹腔渗出。如有肠绞窄存在，更丢失大量液体。这些变化可以造成严重的缺水，并导致血容量减少和血液浓缩，以及酸碱平衡失调。但其变化也因梗阻部位的不同而有差别。如为十二指肠第一段梗阻，可因丢失大量氯离子和酸性胃液而产生碱中毒。一般小肠梗阻丧失的体液多为碱性或中性，钠、钾离子的丢失较氯离子为多，以及在低血容量和缺氧情况下酸性代谢物剧增，加之缺水、少尿所造成的肾排氢离子和再吸收碳酸氢钠受阻，可引起严重的代谢性酸中毒。严重的缺钾可加重肠膨胀，并可引起肌肉无力和心律失常。特别是当酸中毒纠正后，钾离子向细胞内转移，加之尿多、排钾，更易突然出现低钾血症。③发生感染和中毒：梗阻以上的肠液因在肠腔停滞过久，发酵，加上肠腔内细菌数量显著增多，腐败作用加强，生成许多毒性产物。肠管极度膨胀，尤其肠管绞窄时，肠管失去活力，毒素和细菌可通过肠壁到腹腔内，引起腹膜炎，又可通过腹膜吸收，进入血液，产生严重的毒血症甚至发生中毒性休克。总之，肠梗阻的病理生理变化程度随着梗阻的性质、部位而有所差异，如单纯性肠梗阻，以体液丧失和肠膨胀为主；绞窄性肠梗阻和单纯性肠梗阻晚期，以肠坏死、感染和中毒为主，但严重的肠梗阻都可因严重的缺水、血液浓缩、血容量减少、电解质紊乱、酸碱平衡失调、细菌感染、毒血症等，引起严重的休克。当肠坏死、穿孔，发生腹膜炎时，全身中毒尤为严重。最后可因急性肾功能及循环、呼吸功能衰竭而死亡。

5）手术后早期鼓励患者下床活动的目的是什么？

答：术后鼓励患者早期下床活动，促进肠蠕动恢复，防止粘连性肠梗阻发生。[①]

6）在什么情况下做钡灌肠检查？

答：钡灌肠指从肛门注入稀释钡剂然后再打入少量气体，使得直肠、全部结肠及盲肠显影。原理：灌入人体不能消化吸收的制剂，然后通过射线排除制剂在体内形成的形态变化来确定是否有占位及溃疡性疾病。包括单纯性钡剂灌肠和气钡双对比造影。前者仅用于评价有梗阻、瘘管的患者；后者为目前最常用的大肠X线检查，它能观察黏膜表现，检出微小病变，可用于检查大肠各种占位性病变（大肠癌）、炎症性病变、憩室、肠气囊肿症、肠套叠及先天性巨结肠等疾病。

7）麻痹性肠梗阻的临床表现是什么？

答：大小肠普遍胀气、溢出性呕吐、全腹胀。

8）因肠梗阻进行胃肠减压的患者，最可靠的拔管指征什么？

答：肛门排气。

9）急性肠梗阻易引起的休克是哪个类型的？

答：低血容量性休克、感染性休克。

10）李先生，70岁，间断性便秘15年，时有腹部胀痛，便后缓解。1天前用力排便时突发腹部剧痛，腹胀、恶心，未呕吐，停止排便排气。脉搏112次/分，血压80/60mmHg。全腹膨隆，以左侧为明显；全腹压痛，以左下腹为重，伴肌紧张，反跳痛，移动性浊音阳性，肠鸣音消失。患者的腹部X线立位平片可见马蹄状巨大双腔充气肠袢，为进一步确诊，最适合的检查是（　　）

---

① 资料来源：《外科护理学（第3版）》，熊云新、叶国英主编。

A. B 超　　　　　B. 口服钡剂透视　　　C. 腹腔穿刺

D. 选择性肠系膜血管造影　　　　　E. 钡灌肠

答案：E。通过病例，怀疑患者为乙状结肠扭转。当怀疑肠套叠、乙状结肠扭转或结肠肿瘤时，可行钡灌肠或 CT 以明确梗阻部位和性质。[①]

11）慢性铅中毒引起的肠梗阻多属于什么类型？

答：*动力性肠梗阻。*

12）观察肠梗阻患者，如发现腹部出现固定性压痛及腹膜刺激征，提示肠梗阻性质是什么？

答：*绞窄性肠梗阻。*

13）腹膜炎引起的肠梗阻属于哪个类型？

答：*动力性肠梗阻。*

14）粘连性肠梗阻和绞窄性肠梗阻同时发生应先处理什么？

答：*如果是单纯性的粘连性肠梗阻和绞窄性比较，先处理绞窄性肠梗阻。*

15）当明确为肠梗阻后，极为重要的是了解什么？

答：*有无肠绞窄。*

16）最易发生绞窄性肠梗阻的病情是（　　）　　　　答案：A

A. 肠扭转　　　　　B. 肠粘连　　　　C. 肠壁肿瘤

D. 肠道内异物　　　E. 肠麻痹

17）"由于肠系膜血管栓塞或血栓形成，使肠管血运障碍，继而发生肠麻痹。"那么为什么不属于麻痹性肠梗阻而属血运性肠梗阻？

答：*血运性肠梗阻指由于肠系膜血管栓塞或血栓形成，使肠管血运障碍，继而发生肠麻痹。所以血运性梗阻是血运障碍在先，继发的肠麻痹在后。麻痹性肠梗阻是由于神经反射或毒素刺激引起肠壁肌肉功能紊乱，使肠蠕动丧失或肠管痉挛，以致肠内容物无法正常通行，但肠管本身无器质性肠腔狭窄。*

---

① 资料来源：《外科护理学（第 5 版）》，李乐之主编。

18）绞窄性肠梗阻为什么有不均匀腹胀？

答：绞窄性肠梗阻指梗阻伴有肠壁血运障碍，可因肠系膜血管受压、血栓形成或栓塞等引起，多见于绞窄性疝（腹外疝、内疝）、肠扭转、肠套叠、肠系膜血管栓塞等。如肠扭转指一段肠祥沿其系膜长轴旋转所形成的闭祥性肠梗阻。一段肠管两端完全阻塞的肠梗阻称为闭祥性肠梗阻，由于支配闭祥肠管的血管受压，闭祥肠段容易发生缺血，绞窄坏死。腹部隆起不对称是闭祥性肠梗阻的特点，常见闭祥性肠梗阻为横结肠癌导致的肠梗阻，乙状结肠和小肠扭转所致的肠梗阻。

19）绞窄性肠梗阻与麻痹性肠梗阻的区别？哪个更严重？

答：绞窄性肠梗阻更严重。麻痹性肠梗阻亦称无动力性肠麻痹，是因各种原因影响肠道自主神经系统的平衡，或影响肠道局部神经传导，或影响肠道平滑肌收缩使肠管扩张蠕动消失。主要表现为：全腹持续性胀痛，无绞痛伴溢出性呕吐，腹胀、肠鸣音消失。绞窄性肠梗阻为梗阻伴有肠壁血运障碍，主要表现为：腹部持续性伴阵发性加剧的绞痛；呕吐物呈咖啡色或血样；腹部为不均匀性腹胀；肛门排出物为血便；有固定性压痛和腹膜刺激征，可扪及包块；腹内有渗液，移动性浊音阳性；绞窄性梗阻后期肠鸣音减弱或消失。

20）绞窄性肠梗阻术后，腹腔引流管周围流出较多带有粪臭味的液体时，应怎么办？

答：术后"腹腔引流管周围流出较多带有粪臭味的液体"提示发生了肠瘘。肠瘘：指肠管与其他脏器、体腔或体表之间存在病理性通道，肠内容物经此进入其他脏器、体腔或至体外，引起严重感染、体液失调、营养不良等改变。肠瘘的临床表现：可因瘘管的部位及其所处的病理阶段不同而异。①腹膜炎期：多在创伤或手术后3～5天。②腹腔内脓肿期：多发生于瘘管形成后7～10天。③瘘管形成期。④瘘管闭合处理原则：非手术治疗如输液及营养支持、控制感染、药物治疗、经皮穿刺置管引流、封堵处理；手术治疗如早期腹腔引流术、瘘口造口术、肠段部分切除吻合术、肠瘘局部楔形切除缝合术。[①]

21）肠梗阻时，胃肠减压的液体为血性时，首先要考虑什么？

答：绞窄性肠梗阻。

22）肠扭转可以非手术治疗吗？

答：可以，视情况而定，如扭转早期，患者全身状况较好，可考虑先非手术治疗。

23）老年便秘引起的肠扭转应如何处理？

答：常见于乙状结肠扭转，治疗方法的选择是由"有否肠坏死"而决定的。①非手术治疗。适应于全身情况良好，临床症状较轻的早期扭转。对年老体弱患者，估计尚未发展为绞窄性肠梗阻时，可考虑采用非手术疗法。乙状结肠镜解除胀气：将一根滑润的胃管或直肠管小心地通过扭转处进入扩张的乙状结肠闭襻内，会有大量的气体和肠内容物顺利地排出，使膨胀大的肠管排空，而扭转可能自行复位。灌肠疗法：对乙状结肠扭转的患者，可使用500ml温热高渗盐水或肥皂水缓慢灌入直肠和乙状结肠，通过水压促使乙状结肠复位。为了达到安全地处理急症的目的，灌肠压力不可过高，不可重复使用，以免扭转肠管发生坏死穿孔。颠簸疗法：近年来，国内有报道在肠扭转的早期采用此方法，能及时使乙状结肠扭转复位。但必须根据患者的周身情况以及术者的经验来决定，有腹膜炎者不宜采用。方法：让患者膝肘卧位，术者需骑跨于患者背上，两手合抱患者下腹，轻轻按摩，然后抬起腹部突然放松，逐渐加强脐下部颠簸，或者将腹部左右摇晃，上下反复颠簸，持续3～5分钟，休息片刻。通常进行1～2次颠簸后，症状即减轻，如果连续3～5次仍无便意和腹痛腹胀缓解，应改用其他方法治疗。②手术治疗。乙状结肠扭转复位术：适用于乙状结肠扭转无肠坏死者。乙状结肠切除术。[②]

24）患者，男性，29岁，饱餐后打球，突然全腹持续性疼痛，向腰背部放射，伴有呕吐，应考虑是什么病症？

---

① 资料来源：《外科护理学（第5版）》，李乐之主编。

② 资料来源：乙状结肠扭转. 搜狗百科。

答：肠扭转。

25）为什么肠扭转易发生绞窄性肠梗阻？

答：肠扭转指一段肠祥沿其系膜长轴旋转所形成的闭祥性肠梗阻。一段肠管两端完全阻塞的肠梗阻称为闭祥性肠梗阻，由于支配闭祥肠管的血管受压，闭祥肠段容易发生缺血，绞窄坏死。

26）肠扭转是如何发生的，应如何解决？

答：以乙状结肠扭转为例说明肠扭转的发生。①解剖因素：乙状结肠过长，而乙状结肠系膜附着处又短窄，近侧和远侧两侧肠管接近，肠祥活动度大，这是容易发生扭转的解剖基础。②疾病因素：在上述解剖因素的基础上，如盆腔发炎、粘连、瘢痕形成，使乙状结肠系膜根部短缩，肠壁或肠系膜内有肿大淋巴结、肿瘤、囊肿等，可能是形成扭转的诱因。③结肠动力改变：乙状结肠扭转饱餐、食物内纤维残渣过多、大便秘结、肠内蛔虫团、先天性巨结肠等，可使肠祥的本身重量增加，由于重力关系，体位姿势突然改变，容易发生扭转，滥用泻剂，精神病患者，腹部外伤可使肠蠕动亢进，长期卧床的老年人，低钾血症等又多有肠麻痹，实践证明，肠动力异常变化与肠扭转有密切关系。[1]

27）患者，男性，18岁，饭后剧烈运动后突然出现剧烈腹痛，向腰背部放射，伴有呕吐，应考虑是什么病症？

答：小肠扭转。

28）为什么会发生小肠扭转，日常怎样避免？

答：小肠扭转的发生常与下列因素有关：①解剖因素小肠系膜较长而其附着点相对较窄，致使小肠轴相对不稳定；中肠旋转不良时，小肠系膜未与后腹壁固定而较游离地悬挂于肠系膜，易发生小肠扭转。②物理因素即存在促使扭转发生的外因如饱餐后剧烈的运动，体位突然发生改变等，容易发生小肠扭转。③肠道功能紊乱尤其是剧烈的反常肠蠕动，也是导致小肠扭转的因素之一。预防：加

强卫生知识宣传，告诫人们避免饱餐后立即进行体力劳动，有习惯性便秘的患者尤其是老年人，应设法通便并养成规律的排便习惯，对肠蛔虫症、巨结肠症等应予以早期治疗。

29）短肠综合征如何治疗？

答：小肠移植术被认为是短肠综合征最彻底的治疗方法，但移植术后严重的排斥反应至今尚难克服，目前还无法广泛用于临床。[①]

30）为什么单纯性粘连性肠梗阻和麻痹性肠梗阻不用手术治疗？

31）非手术治疗适合哪些肠梗阻？

32）粘连性肠梗阻属于什么原因导致的？粘连性肠梗阻发生的诱因及发生机制？

33）粘连性肠梗阻发生时，患者的身体状况是什么？

34）动力性肠梗阻形成的原因之一是神经反射，为什么神经反射能导致肠梗阻的发生？

35）肠梗阻早期到晚期有什么病理变化？

36）高位肠梗阻与低位肠梗阻的发生原因有什么不同？

37）需要尽快做好紧急手术前准备的肠梗阻是什么？

38）肠梗阻时，胃肠减压的液体为血性，首先考虑什么？

39）术后3天仍未肛门排气，该怎么办？患者手术后应多长时间进行肛门排气？为什么？

40）如何诊断肠梗阻？

41）肠梗阻并发穿孔怎么办？

42）肠梗阻的主要体征有哪些？

43）阑尾炎手术切除后，恢复期内发生粘连性肠梗阻怎么办？

44）肠梗阻患者术后最严重的并发症是什么？

45）为什么梗阻近端会出现气液平面？

46）怀孕5个月的孕妇，如果出现了粘连性肠梗阻该怎么办？

47）为什么机械性肠梗阻最为常见？

48）肠梗阻非手术治疗中，最主要的观察项目是什么？

---

① 资料来源：《外科护理学（第3版）》，熊云新、叶国英主编。

49）为什么腹部手术会导致粘连性肠梗阻？手术中怎样预防粘连性肠梗阻？手术后如何预防粘连性肠梗阻？

50）急性肠梗阻患者频繁呕吐引起脱水，进行液体疗法时，应首先静脉滴注平衡盐溶液？

51）单纯性肠梗阻和绞窄性肠梗阻治疗的区别在于？

52）怎样区别患者是否该手术治疗？

53）出现粘连性肠梗阻怎么办？

54）肠梗阻出现腹腔感染怎么办？

55）什么是高位肠梗阻？

56）高位性肠梗阻应如何减少呕吐？

57）导致肠梗阻的原因（诱因）都有哪些？

58）肠梗阻在治疗期间最主要的观察项目是什么？

59）肠梗阻不做手术，怎样解除？

60）各种肠梗阻的腹部情况是什么？

61）对疑有肠梗阻的患者禁忌做哪项检查？

62）如果肠梗阻和腹外疝同时发生，应该先治疗那个？

63）怎样对肠梗阻患者进行护理评估？

64）肠梗阻非手术治疗中，下列观察项目哪项最重要？（　　）

答案：A

A. 腹膜刺激征　　　B. 脉搏增快　　　C. 腹胀较前明显
D. 腹痛加重　　　　E. 肠鸣音较前减弱

65）晚期肿瘤已浸润固定或肠粘连或与周围组织粘连，做手术时会考虑肿瘤的转移情况吗？

66）体质虚弱的老年人发生肠梗阻怎么办？

67）肠梗阻晚期患者出现血压下降，面色苍白，四肢发冷等中毒和休克表现怎么办？

68）肠梗阻患者如何缓解腹痛？

69）哪种肠梗阻患者需立即做好急诊手术前准备？

70）肛管局部缺血、坏死应如何处理？

71）单纯性粘连性肠梗阻非手术治疗的主要措施是什么？

72）肠梗阻各个年龄段的具体表现？

73）成人肠套叠最常见的原因？

74）2 岁以下儿童肠梗阻最常见的病因是什么？

75）肠梗阻如何预防？

76）肠梗阻能引起其他疾病吗？

77）怎样降低肠梗阻的发病率？

78）肠梗阻患者接受非手术治疗为什么要禁食和胃肠减压？

79）绞窄性肠梗阻的表现有哪些？

80）机械性肠梗阻的原因有哪些？

81）绞窄性肠梗阻患者为什么会眼窝内陷、口唇干燥？

82）出现什么情况应考虑绞窄性肠梗阻？

83）单纯性肠梗阻可采用什么治疗措施？

84）除了用腹痛区分麻痹性肠梗阻和机械性肠梗阻，还可如何区分？

85）为什么肠扭转容易转化为绞窄性肠梗阻？

86）肠梗阻非手术治疗要注意什么（处理措施）？

87）最易发生绞窄性肠梗阻的病是什么？

88）绞窄性肠梗阻发生了腹腔感染怎么办？

89）绞窄性肠梗阻的临床表现是什么？

90）肠梗阻的患者禁忌做哪些检查？发生肠梗阻时一些常见的辅助检查有哪些？

91）肠套叠是怎样引起的？

92）鉴别回肠-结肠型套叠和盲肠癌所致肠梗阻的可靠方法是什么？

93）为什么小肠扭转多见于青壮年，而老年人不易发生小肠扭转？

94）机械性肠梗阻和绞窄性肠梗阻哪个更痛？

95）为什么肠扭转患者需要立即做好急诊手术前准备？

96）为什么老年人容易得乙状结肠扭转？

97）肠梗阻解除的标志是什么？

98）听诊时麻痹性肠梗阻和机械性肠梗阻能听到什么？

99）肠梗阻在不同原因下的腹痛有何区别？

100）为什么麻痹性肠梗阻时，呈均匀性腹胀，而肠扭转时有不均匀的腹胀？

101）术后应如何对肠梗阻患者进行健康指导？

102）患者无病理知识，由于尿少无尿等明显缺水征，误以为尿道感染导致中毒和休克该如何进行抢救？

103）如果患者发生腹痛，采取哪些护理措施减轻腹痛？

104）为什么肠梗阻的高位和低位的呕吐物性状不一样？

105）为什么小肠是吸收的主要部位？

106）短肠综合征是什么？

3. 教师总结（3～5分钟）

教师首先对大家的积极、热烈的讨论，提出表扬。通过讨论发现学生们提出问题、分析问题、解决问题的能力明显增强，如有些学生提问题时能创设情境，如"阑尾炎手术切除后，恢复期内发生粘连性肠梗阻怎么办？"等，这和护士资格考试的 A2～A4 型题是相吻合的。

现将肠梗阻内容总结如下，通过两节课的学习要求大家掌握以下概念：肠梗阻、机械性肠梗阻、动力性肠梗阻、血运性肠梗阻、单纯性肠梗阻、绞窄性肠梗阻等。重点掌握：肠梗阻的三个基本病因（机械性、动力性、血运性）、身体状况评估（腹痛、呕吐、腹胀、停止肛门排便排气）、护理措施（术前准备、术后护理、健康指导）。熟悉：肠梗阻辅助检查、处理措施（非手术治疗、手术治疗）等。了解：肠梗阻的分类及发病机制和病理生理。同时要求学生课下构建一幅肠梗阻患者护理的思维导图。

【当堂练习】（2～5分钟）

1. 绞窄性肠梗阻的腹痛特点是（　　）　　　　答案：E

　A. 阵发性绞痛

　B. 阵发性胀痛

C. 持续性胀痛

D. 阵发性"钻顶样"绞痛

E. 持续性绞痛阵发性加剧

2. 肠梗阻时，胃肠减压的液体为血性时，首先考虑（　）

答案：C

　　A. 并发溃疡出血

　　B. 并发胆道出血

　　C. 肠管绞窄坏死

　　D. 凝血机制的障碍

　　E. 胃肠减压管刺破胃黏膜

3. 观察肠梗阻患者，如发现腹部出现固定性压痛及腹膜刺激征时，提示肠梗阻性质为（　）　　答案：D

　　A. 痉挛性

　　B. 麻痹性

　　C. 粘连性

　　D. 绞窄性

　　E. 单纯性

4. 单纯性肠梗阻非手术治疗的主要措施是（　）　　答案：B

　　A. 灌肠

　　B. 胃肠减压

　　C. 应用抗生素

　　D. 应用解痉剂

　　E. 口服缓泻剂

（七）课后教师批改学生作业

评分标准：不交、迟交无分，按时交的都有完成分，给予 3 分，对应及格；认真但没有新意、不出彩的，给予 4 分，对应良好；有创意或极其认真的，给予 5 分，对应优秀。

（八）及时与学生交流及成果课下分享

1. 交流平台

微信、QQ、网络作业平台或其他。

2. 交流内容

1）教学生如何获取知识：围绕教学内容，如"肠梗阻病人的护理"，指导学生如何利用教材、文献、期刊、网络等途径获得必需的知识和信息，可在回答学生问题时告知学生此答案的来源。

2）解决课堂上没解决的问题：如学生提出来，教师也不会，或者是那些学生课堂讨论时提出来的问题但由于不具有代表性，教师答复课后单独讲解的。

3）解决批改作业时发现的学生提出的问题：有针对性地进行交流，条件允许时也可以邀请全班同学在交流平台上继续讨论，如图 2-8 所示。

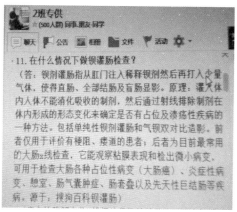

图 2-8 QQ 交流

4）在征得学生同意的前提下，在交流平台上向全班学生展示优秀学生作业，条件允许时甚至可以让学生共同参与投票选拔优秀作业。

【优秀学生作业示例】

完成日期 3.23　　　完成情况：　优秀（5分）　良好（4分）　完成（3分）。

（备注：交的都有完成分，给3分，对应及格；认真但没有新意、不出彩的4

分，对应良好；有创意或极其认真的，给予5分优秀。）

一、亮闪闪（列出学习过程中自己感受最深、受益最大、最欣赏的内容等，至少一条，

更多不限。）

1. 肠内容物不能正常运行，顺利通过肠道，都为肠梗阻。

2. 根据肠梗阻发生的基本原因分为三类：机械性、动力性、血行性

3. 绞窄性肠梗阻是指阻性伴有肠壁血运障碍，可因肠系膜血管受压、血栓

形成或栓塞等引起

4. 阵发性腹部疼痛是机械性肠梗阻的特征。

5. 肠梗阻的症状分为：痛、吐、胀、闭

(2)体征：

腹部情况：机械性肠梗阻时，腹部膨隆，见肠蠕动波肠型；麻痹性

肠梗阻时呈均匀性腹胀，肠扭转时有不均匀腹胀。单纯性肠梗阻

有轻度压痛；绞窄性肠梗阻有固定压痛和腹膜刺激征，可扪及痛

性包块。绞窄性肠梗阻腹内有渗液，移动性浊音阳性。机械性肠

梗阻时肠鸣音亢进，有气过水声或金属音；麻痹性肠梗阻或产绞窄性

肠梗阻后期腹膜炎时肠鸣音减弱或消失。直肠指检：触及肿块提

示肿瘤或肠套叠，指套染血提示肠套叠或狭窄。

完成日期 2016.3.24 完成情况： 优秀（5分） 良好（4分） 完成（3分）。

（备注：交的都有完成分，给3分，对应及格；认真但没有新意、不出彩的4
分，对应良好；有创意或极其认真的，给予5分优秀。）

一、亮闪闪（列出学习过程中自己感受最深、受益最大、最欣赏的内容等，至少一条，
更多不限。）

肠梗阻：肠内容物不能正常运行，顺利通过肠道、称为肠梗阻
    ↓
  机械性肠梗阻
  动力性肠梗阻 → 麻痹性肠梗阻
          痉挛性肠梗阻
  血运性肠梗阻

肠梗阻的症状：①腹痛
      ②呕吐
      ③腹胀
      ④停止自行排气排便（排便排气）

常见肠梗阻：①粘连性肠梗阻
      ②肠扭转 小肠扭转（饱餐后）
          乙状肠扭转（多与老年人便秘有关）
           关
      ③肠套叠
      ④蛔虫性肠梗阻

二、考考你（列出自己弄懂了，但是觉得别人可能存在困惑的地方，用来挑战别人，至少3个，更多不限。）

1. 肠梗阻的三大基本病因是什么？

　　① 机械性肠梗阻；

　　② 动力性肠梗阻；

　　③ 血运性肠梗阻.　　怀肠梗阻

2. 临床上什么所致的肠粘连最为多见？

　　答：腹部手术后.

3. 肠套叠的特征表现是哪三大症状？

　　答：① 腹部绞痛、

　　　　② 腹部腊肠样肿块、

　　　　③ 果酱样血便.

三、帮帮我（列出自己不懂的问题，讨论时求助别人，至少3个，更多不限。）

1. 肠扭转为何高发于青年人？

　　答：因为青壮年饱食后剧烈活动导致剧烈运动所致.

2. 肠肠梗阻无不同及因下而腹痛有何区别？　　（顶位性腹胀）

　　答：① 机械性肠梗阻：阵发性腹部绞痛；　　　↓

　　　　② 绞窄性肠梗阻：持续性伴阵发性加剧，　　局限
　　　　且不切予腹痛，腹膜刺激症记很严重！　　↓
　　　　③ 麻痹性肠梗阻：持续性胀痛，无绞痛，全腹胀.　　（高位性肠梗阻不有此表现）

3. 粘连性肠梗阻属于什么及因导致的？

　　答：机械性肠梗阻.

三、胆道疾病患者的护理

教学班级：平顶山学院医学院 2014 级护理 1 班、2 班（专科），学生人数分别为 67 人、63 人。

使用教材：人民卫生出版社出版的《外科护理学（第 3 版）》，主编为熊云新、叶国英。

（一）学情分析

1. 知识基础

学生已经学习了胆道的解剖（肝内胆管、肝外胆管、胆囊）和生理功能知识，掌握了外科病史采集和检查的基本技能。

2. 能力基础

护理专业专科的学生，具备很好的理解能力，会有效地利用多种渠道获取相关知识，多数学生具备综合分析和概括事物的能力，并能对所学知识进行一定程度的扩充。

3. 情感基础

大学专科学生的认知能力较强，思维较活跃，通过一段时间的学习，已初步培养了学习"外科护理学"的热情，大部分学生敢于展现自己，阐述自己的观点。

（二）学习课时

2 课时（100 分钟）。

（三）学习方式

隔堂对分。

（四）学习目标

1. 知识与能力

1）了解胆囊炎、胆囊结石、胆管结石、急性梗阻性化脓性胆管炎的病理生理变化，了解胆道蛔虫的临床特点。

2）熟悉胆囊炎、胆囊结石、胆管结石、急性梗阻性化脓性胆管炎的病因、治疗原则。

3）掌握急性胆囊炎、胆囊结石、胆管结石、急性梗阻性化脓性胆管炎的临床特点，掌握 T 形引流管的护理要点。

4）学会对胆道感染、胆道结石患者进行护理评估，并提出护理诊断，熟练掌握 T 形管护理，运用临床护理路径对胆道感染、胆道结石患者实施手术前后护理。

2. 过程与方法

1）通过教师的临床案例导入，学习胆道患者的临床表现、处理原则及护理措施。

2）通过学生的自主学习，内化吸收胆道疾病患者的病因及发病机制、病理生理、临床表现、处理原则及护理。

3）通过学生的交流、讨论和展示等活动，进一步掌握本单元内容。

4）通过学生的自主评价，构建思维导图，学会对胆道疾病患者的初步判断和护理技能。

3. 情感、态度与价值观

运用科学的教学发展观，调动学生学习外科护理知识的热情，引导学生根据解剖知识来充分理解胆道疾病的发病机制及临床表现，引发学生探究知识的兴趣，增强学生探究和分析问题的能力，提出解决问题的思路和方案，并加以评价，提高学生的医学知识素养。

（五）学习准备

1）教师认真研究教材和教学大纲，结合学生的实际情况，取舍所讲授的内容，决定学生自主学习和交流讨论内容。

2）为了让学生学习的知识生活化，激发学生的兴趣，教师要动员学生搜集网络上或身边亲戚朋友的相关病例的素材。

3）为了确保每位学生都有收获和提高，教师按照学习目标编制当堂练习。

4）为了提高学生课堂参与的深度，教师根据学生的认知能力编制课堂记录单；为了提高学生课堂参与的效度，教师根据学生的座位分布编制活动小组。

5）为了提高课堂学习的效率和趣味性，教师把本节课的核心概念及知识点制成知识卡片，这样可以让学生任意组合，从而掌握正确的搭配。

（六）学习过程

第一课时（50分钟）

【导入】展示教学案例，导入授课内容（约5分钟）

患者，男性，50岁，农民，因右上腹疼痛、寒战发热2天急诊入院。2天前参加邻居婚宴后1小时出现上腹部疼痛，阵发性加重，并向右肩、背部放射，伴恶心、呕吐、寒战、发热。体格检查：体温38.8℃，血压100/72mmHg，脉搏102次/分，呼吸22次/分。巩膜及皮肤黄染，上腹部有压痛，反跳痛，腹肌紧张，肝脾未触及。实验室检查：白细胞$18×10^9$/L，N 86%，血小板$70×10^9$/L，血清胆红素50μmol/L，尿胆红素阳性，尿胆原阴性，血清淀粉酶140U/dl（Somogyi法）。B超提示：肝外胆管扩张，有结石光团。临床诊断：胆管结石、急性胆管炎。

【讲授】胆道疾病（约40分钟）

1. 概念

（1）急性胆囊炎
胆囊管梗阻和细菌感染引起的急性胆囊炎症。

（2）慢性胆囊炎

胆囊持续的、反复发作的炎症过程。

（3）急性梗阻性化脓性胆管炎

急性梗阻性化脓性胆管炎（AOSC），又称急性重症胆管炎，其发病的基础是胆道梗阻及细菌感染。

（4）胆石症

胆石症指发生在胆囊和胆管的结石，是胆道系统的常见病、多发病。

2. 病因

胆道感染和胆石症互为因果关系，胆石症可引起胆道梗阻，导致胆汁淤积，细菌繁殖，而致胆道感染。胆道感染反复发作又是胆石形成的重要致病因素和促发因素。主要致病菌是革兰氏阴性杆菌，常合并厌氧菌感染。胆石症是多因素综合作用的结果，主要是胆道感染和代谢异常等因素。

3. 病理生理

急性胆囊炎依据病理改变可分为急性单纯性胆囊炎、化脓性胆囊炎、坏疽性胆囊炎。

急性梗阻性化脓性胆管炎的基本病理变化是胆管梗阻和胆管内化脓性感染，当梗阻加重胆管内压持续升高，胆管内细菌和毒素可逆行入肝窦，引起严重的脓毒血症、感染性休克，甚至多器官功能障碍综合征（MODS）。

胆石症主要的病理变化有胆道梗阻、继发感染、肝细胞损害，甚至胆汁性肝硬化，引起急、慢性胰腺炎及癌变等。

4. 临床表现

（1）急性胆囊炎

①症状：饱餐、进食油腻食物后，或夜间发作的腹痛（胆绞痛）；消化道症状；发热。②体征：墨菲（Murphy）征阳性，右上腹压痛和肌紧张，胆囊穿孔时出现急性弥漫性腹膜炎表现。

（2）急性梗阻性化脓性胆管炎

急性梗阻性化脓性胆管炎，又称急性重症胆管炎（ACST），表现为雷诺（Reynolds）五联征，即腹痛、寒战高热、黄疸、休克和神经精神症状。

（3）胆囊结石

①症状：胆绞痛（突发性右上腹部阵发性疼痛，或持续性疼痛阵发性加剧，常向右肩背部放射）、消化道症状。②体征：腹部体征、黄疸、胆囊积液。

（4）肝外胆管结石

当结石阻塞胆管并继发感染时可致典型的查科（Charcot）三联征，即腹痛、寒战高热、黄疸。

（5）胆道蛔虫病

①症状：突然发生的剑突右下方的阵发性"钻顶样"绞痛，绞痛发作突然且异常剧烈，患者多坐卧不安，面色苍白，大汗淋漓，伴有呕吐，有时呕出蛔虫。疼痛可突然缓解，间歇期宛若正常人。②体征：轻微，腹软，仅在剑突右下方深部可有轻度压痛。

5. 处理原则

（1）急性胆囊炎

主要治疗措施是手术，包括胆囊切除术、胆囊造口术、超声或CT引导下经皮经肝胆囊穿刺引流术。

（2）急性梗阻性化脓性胆管炎

处理原则为紧急手术解除胆道梗阻,及时有效低降低胆道压力。手术常采用胆总管切开减压、取石、T形引流管引流。

（3）胆囊结石

胆囊结石治疗首选胆囊切除术。

（4）肝外胆管结石

肝外胆管结石以手术治疗为主。

（5）胆道蛔虫病

胆道蛔虫病以非手术治疗为主。

6. 护理

（1）术前

观察生命体征、神志、尿量的变化，观察腹部症状及体征的变化；缓解疼痛；维持体液平衡；降低体温；维持营养状态；维持皮肤完整性；特殊的术前准备；加强心理护理等。

（2）术后

病情观察；饮食护理；T 形引流管护理；并发症的处理及护理；心理护理；健康指导等。

【布置作业】（约 5 分钟）

针对展示病例中患者的情况进行分析，解决如下问题，并采用"亮考帮"作业纸的形式完成平时作业。

亮闪闪：

学习了胆道疾病患者的护理，感受最深、受益最大、最欣赏的地方是……

考考你：

1）该患者存在的主要的护理问题有哪些？

2）针对护理问题写出你的护理措施。

3）病情观察中发现，该患者呼吸、脉搏加快，血压下降，呼吸 32 次/分，脉搏 122 次/分，血压 80/62mmHg，且烦躁不安，谵妄。应考虑发生了什么情况，如何处理。

4）该患者行手术治疗，术后放置 T 形引流管，请说明放置 T 形引流管的目的和护理要点。

帮帮我：

关于胆道疾病患者的护理，存在的困惑是……

第二课时（隔堂 50 分钟）

【内化吸收与讨论】

针对课下作业内化吸收的情况进行讨论（10～15 分钟），4 人一组，进行小组讨论，班级共有 16 个小组；要求小组讨论期间不能补作业。

【成果展示】

"亮考帮"——交流小组探究成果（25～30分钟）。

1. 方法

鼓励小组自觉派代表发言，也可以教师抽点。一般抽查 4～5 个小组，每组随机抽人。要求抽到的学生从座位上站起，面对全班发言。必须代表小组发言，表述自己小组讨论的精华，或提出小组都感到疑惑的问题。然后请其他小组的学生来回答或抽点学生来回答。对学生提出的问题，如果没有学生能回答，让学生举手表态，如果很少学生举手，教师可以说课后给学生单独讲解。如果很多学生都举手，说明有同样的困惑，就是有代表性的问题或共性问题，可以由教师进行解答。

2. 探究结论

亮闪闪：

第一小组感受最深的是墨菲征、查科三联征、雷诺五联征。

学习了胆道系统疾病，第十小组感受最深——胆道系统患者的症状可以用三个字来概括：痛（腹痛）、热（寒战、发热）、黄（黄疸）。受益最深的是如何给胆道系统患者做健康指导。

考考你：

1）该患者主要存在哪些护理问题？

答：①急性疼痛：与结石嵌顿、胆管强烈收缩及感染有关。

②体液不足：与呕吐、禁食、胃肠减压及感染性休克等有关。

③体温过高：与胆道感染有关。

④潜在的并发症：胆道出血、胆瘘、感染性休克、多器官功能障碍或衰竭等。

⑤营养失调：低于机体需要量与疾病消耗、进食减少、消耗增加有关。

⑥有皮肤完整性受损的危险：与胆汁酸盐淤积于皮下引起皮肤瘙痒及引流液刺激有关。

⑦知识缺乏：与缺乏本病的预防知识及胆道疾病的有关知识。

2）针对护理问题写出你的护理措施。

答：主要的护理措施有：

①疼痛的护理：观察疼痛的部位、性质、发作时间、诱因及缓解因素，评估疼痛的程度；嘱患者卧床休息，取合适的体位；指导患者进行有节律的深呼吸，以达到放松和缓解疼痛的目的；对诊断明确且疼痛剧烈者，遵医嘱给予消炎利胆、解痉镇痛药物；禁用吗啡，以免造成 Oddi 括约肌痉挛。

②体液不足的护理：严密监测生命体征及循环情况，如血压、脉搏、每小时尿量，准确记录 24 小时出入水量；遵医嘱补液，维持水、电解质及酸碱平衡。

③体温过高的护理：根据患者的体温情况，采用物理或（和）药物降温；遵医嘱应用足量有效的抗生素，使体温恢复正常。

④潜在并发症的预防：严密观察生命体征、神志及尿量的变化；观察腹部症状及体征变化。如出现寒战、高热、腹痛加重、疼痛范围扩大、血压下降、意识障碍等，及时报告医师，并配合抢救及治疗。

⑤维持营养状况：给予低脂、高蛋白、高碳水化合物、高维生素的半流质饮食或普通饮食。禁食或进食不足者，通过肠外营养途径给予补充。

⑥维持皮肤完整性：黄疸患者由于胆盐刺激可引起皮肤瘙痒，指导患者修剪指甲，不可抓挠皮肤；保持皮肤清洁，用温水擦浴，穿棉质衣裤；瘙痒剧烈者，外用炉甘石洗剂止痒。

⑦健康指导：a. 合理饮食：指导患者选择低脂、高糖、高蛋白、高维生素的饮食，做到"四忌"，即忌高胆固醇类食物、忌高脂肪性食物、忌暴饮暴食，忌烟酒咖啡，宜少量多餐。b. 合理休息：合理安排休息时间，劳逸结合，避免过度劳累及精神过度紧张。c. 非手术治疗的患者，应遵医嘱坚持治疗，按时服药。告诉中年以上胆囊结石患者，应定期复查或尽早行胆囊切除术，以防胆囊癌发生。d. 疾病预防指导：告知患者胆囊切除术后出现消化不良、脂肪性腹泻的原因，解除其焦虑情绪。如果出现黄疸、陶土样大便应及时就

诊。e. 定期复查。f. 鼓励患者树立战胜疾病的信心。

3）在病情观察中发现，该患者呼吸、脉搏加快，血压下降，呼吸为 32 次/分，脉搏为 122 次/分，血压为 80/62mmHg，且烦躁不安，谵妄，应考虑发生了什么情况？如何处理？

答：患者在腹痛、发热、黄疸的基础上出现了休克和神志的改变，应该考虑患者发生了急性梗阻性化脓性胆管炎。应立即报告医生，同时做好急症手术的术前准备。

4）该患者行手术治疗，术后放置 T 形引流管，请说明放置 T 形引流管的目的和护理要点。

答：术后放置 T 形引流管的目的是引流胆汁、引流残余结石、支撑胆道。其护理要点包括：①妥善固定 T 形引流管；②保持有效引流；③观察并记录引流液的色、质、量；④预防感染；⑤拔管护理；⑥带 T 形引流管出院患者的 T 形引流管护理指导。

帮帮我：

1）为什么胆石症女性发病率高于男性？

（本题约 60%的学生都感到疑惑，所以教师解答如下。）

答：①喜静少动。许多女性尤其是中年女性，往往待在家里的时间多，运动和体力劳动少，天长日久其胆囊肌的收缩力必然下降，胆汁排空延迟，容易造成胆汁淤积，胆固醇结晶析出，为形成胆结石创造了条件。另外，由于女性身体中雌激素水平高，会影响肝内胆红素葡萄糖醛酸酯（即结合胆红素）的形成，使非结合胆红素增高，而雌激素又影响胆囊排空，引起胆汁淤积，促发结石形成。绝经后用雌激素者，胆结石发病率明显增多。

②体质肥胖。许多女性平时爱吃高脂肪、高糖类、高胆固醇的饮品或零食，这一嗜好的直接后果就是身体发福，而肥胖是患胆结石的重要基础。研究表明，体重超过正常标准 15%以上的人，胆结石发病率比正常人高 5 倍。40 岁以上体胖女性，是胆结石病的最高发人群，此时，女性雌激素会使胆固醇更多地聚集在胆汁中。

③不吃早餐。现代女性中不吃早餐的恐怕要比吃早餐的多，而长期不吃早餐会使胆汁浓度增加，有利于细菌繁殖，容易促进胆结

石的形成。如果坚持吃早餐，可促进部分胆汁流出，降低前一夜所储存胆汁的黏稠度，降低患胆结石的危险。

④多次妊娠。女性在妊娠期间胆道功能容易出现紊乱，造成平滑肌收缩乏力，使胆囊内胆汁潴留，加之妊娠期血中胆固醇相对增高，容易发生沉淀，形成胆结石的机会则大大增加，而多产妇女发病率则更高。

女性朋友在平时一定要注意多加锻炼，不要有"做家务就等于锻炼"的误区。正所谓生命在于运动。通过预防，一定能减少胆结石的发病率。

2）如何预防胆石症？

答：预防胆结石，要做到：①按时合理吃早餐；②规律三餐；③多进食高纤维食物，减少高热量食物的摄入；④避免不合理的快速减肥；⑤适当增加运动。

预防胆结石的饮食方法有：①多摄取高纤维的食物，如蔬菜、水果、完全谷物等；②限制胆固醇的摄取量，少吃内脏、蛋黄等富含胆固醇的食物；③多吃富含维生素 K 的蔬菜，如菠菜、花椰菜等；④少食易产生气体的食物，如马铃薯、甘薯、豆类、洋葱、萝卜、汽水饮料，以及呈酸性的果汁、咖啡、可可等。

3）为什么胆道蛔虫病的典型症状是阵发性"钻顶样"绞痛？

答：蛔虫进入胆道后，其机械刺激，引起括约肌强烈痉挛收缩，出现胆绞痛，尤其部分钻入者，刺激症状更频发，在其完全进入胆道或自行退出，暂时静止时，以及括约肌疲劳、松弛时，症状可缓解或消失。[①]

问题：

（课下摘自学生的平时作业——"亮考帮"作业纸，做选择性回答）

1）黄疸指的是什么？

答：黄疸又称黄胆，俗称黄病，是一种因人体血液中的胆红素浓度增高，所引起的皮肤、黏膜和眼球巩膜等部分发黄的症状。某些肝

---

① 资料来源：胆道蛔虫症. 百度百科。

脏病、胆囊病和血液病经常会引发黄疸的症状。通常,血液的胆红素浓度高于2~3mg/dl时,这些部分便会出现肉眼可辨别的颜色。

当血液中的红细胞死亡,红细胞中血红蛋白的血红素汇集于肝脏的库弗氏细胞及脾脏,然后被转化为胆红素,胆红素经肝脏处理后随胆汁分泌至十二指肠,最后透过消化系统与粪便一同排出体外,黄疸可根据上述的血红素代谢过程分为三类:溶血性黄疸、肝细胞性黄疸及阻塞性黄疸。[①]

2)缓解胆道系统患者疼痛时,为什么不能用吗啡?

答:以免造成Oddi括约肌收缩,增加胆道压力。[②]

3)急性胆囊炎的常见致病菌是什么?

答:主要致病菌是革兰氏阴性杆菌,常合并厌氧菌感染。[③]

4)T形引流管一般放置几周?如果造影发现结石残留,应保留几周?

答:一般放置2周,如果结石残留,则需要保留6周以上。[④]

5)胆囊炎和胆石症患者出现右肩背部疼痛属于哪种疼痛,其原理是什么?

答:牵涉性疼痛。胆囊炎和胆石症患者出现右肩背部疼痛其发生的原理是:胆囊炎时炎症可刺激右膈神经末稍,出现右肩部皮肤放射性疼痛感觉。膈神经分布于肩部皮肤,当膈神经末梢冲动,尽管膈神经传到这些神经节时,会影响分布于右肩部皮肤的感觉神经纤维,使大脑皮层发生错觉,误认为是右肩部传入的疼痛感觉。当炎症侵袭腹膜时,会刺激腹壁的周围神经,也就是脊神经的右侧肋间神经,每根神经分前后两支,其中右侧第9肋间神经的前分支分布于腹壁胆囊区,当胆囊炎症刺激到相应的腹膜时可出现右上腹部疼痛,这种强烈的刺激冲动可反射到同一神经的后支,出现右后支

---

① 资料来源:黄疸. 搜狗百科。
② 资料来源:《外科护理学(第3版)》,熊云新、叶国英主编。
③ 资料来源:《外科护理学(第3版)》,熊云新、叶国英主编。
④ 资料来源:《外科护理学(第3版)》,熊云新、叶国英主编。

分布的右肩胛骨下角疼痛及不适。

6）名词：查科三联征、雷诺五联征。

答：查科三联征即腹痛、寒战高热、黄疸。雷诺五联征：患者除有一般胆道感染的查科三联征外，还可出现休克、中枢神经系统抑制的表现，称雷诺五联征。[①]

7）胆道蛔虫患者的典型症状是什么？

答：突发的剑突右下方阵发性"钻顶样"绞痛。[②]

8）为何胆道蛔虫病患者是"钻顶样"疼痛，而肝外胆管结石患者是阵发性"刀割样"绞痛？

9）胆道蛔虫病如何正确使用驱虫药？

答：应于清晨空腹或晚上临睡前服用，用药后注意观察大便中有无蛔虫排出。[③]

10）急性梗阻性化脓性胆管炎的基本病理变化是什么？

答：胆管梗阻和胆管内化脓性感染。[④]

11）肝外胆管结石患者为什么患有黄疸时，常有尿色变深、粪色变浅？

答：结石堵住胆总管，胆汁淤积，压力大，进入肝，胆红素入血所以尿色变深；胆汁不进入胆道，胆红素不能进入肠道，所以粪色变浅。

12）胆石症腹腔镜胆囊切除术（LC）后为什么会出现高碳酸血症？为避免此症状该怎么做？

答：胆石症腹腔镜胆囊切除术中需要将二氧化碳注入腹腔形成气腹，以提供手术操作所需空间，达到手术视野清晰的目的。人工气腹高压二氧化碳容易弥散入血，引起高碳酸血症。胆石症腹腔镜胆囊切除术后常规低流量吸氧，鼓励患者深呼吸，有效咳嗽，促进

---

① 资料来源：《外科护理学（第3版）》，熊云新、叶国英主编。
② 资料来源：《外科护理学（第3版）》，熊云新、叶国英主编。
③ 资料来源：《外科护理学（第3版）》，熊云新、叶国英主编。
④ 资料来源：《外科护理学（第3版）》，熊云新、叶国英主编。

体内二氧化碳排出。[1]

13）术后早期出血是什么原因？

答：由凝血机制障碍，术后止血不彻底或结扎线脱落所致。

14）T 形引流管的引流袋在医院和家中应多长时间更换一次？

答：在医院每天更换 1 次，在家中每周更换 1 次。

15）急性梗阻性化脓性胆管炎紧急手术的目的是什么？为什么要紧急手术？

16）急性胆囊炎的典型表现是什么？为什么？

17）为何急性胆囊炎常于饱食油腻食物后或夜间发作？

18）胆道梗阻后为什么会出现黄疸？

19）为什么多数患者出现黄疸，若为一侧肝内胆管梗阻，可不出现黄疸？

20）胆道疾病首选的检查方法是什么？B 超有什么好处，为什么？

21）急性胆囊炎非手术治疗措施有哪些？手术治疗的措施有哪些？

22）胆绞痛的临床特点是什么？

23）急、慢性胆囊炎的 B 超检查结果的区别是什么？

24）胆囊结石与胆囊炎的区别点是什么？

25）如何分辨急性胆囊炎、慢性胆囊炎、急性梗阻性化脓性胆管炎？

26）胆管减压、引流两种方法的区别是什么？

27）什么情况下患者被实施胆囊造口？

28）胆囊结石时，为什么常发生胆绞痛？

29）急性梗阻性化脓性胆管炎手术方式是什么？

30）为什么黄疸多见于 Mirizzi 综合征患者？

31）若急性梗阻性化脓性胆管炎胆内压继续升高，超过 $30cmH_2O$ 时可发生什么后果？

---

[1] 资料来源：《外科护理学（第3版）》，熊云新、叶国英主编。

32）胆石症腹腔镜胆囊切除术前特殊准备有哪些？

33）胆石症腹腔镜胆囊切除术后，为什么要先取平卧位后改为半卧位？

34）胆囊结石患者的手术方式有哪几种？

35）胆固醇结石形成的最主要的原因是什么？

36）胆囊结石合并胆囊穿孔该如何处理？

37）胆囊结石长期嵌顿于胆囊管内会出现什么情况？

38）如何给胆囊炎患者做好饮食护理？

39）胆道疾病患者手术后为什么要低脂饮食？

40）急性梗阻性化脓性胆管炎治疗时胆管减压引流常用的方法是什么？

41）胆道系统疾病首先哪个检查？

42）胆道感染术后什么情况下会导致胆瘘？如疑有胆瘘会出现哪些症状？

43）为什么术后放腹腔引流管出现发热、腹痛、黄疸症状就疑有胆瘘？

44）正常成人每日分泌胆汁的量是多少？

45）术后早期出血的原因是什么？

46）拟行胆肠吻合术者，为什么术前3天口服卡那霉素、甲硝唑等，术前1日晚行清洁灌肠？

47）十二指肠内的 Oddi 括约肌为什么常发生痉挛？

48）患者，女性，58岁，急性右上腹阵发性绞痛，伴寒战高热、黄疸，急行胆囊切除术、胆总管探查术、T 管引流术。术后观察患者排便情况的最主要的目的是什么呢？

49）为什么术前要做肠道准备？

50）影像学检查是否能确诊胆囊疾病？

51）急性胆囊炎患者术前疼痛怎么办？

52）胆道系统疾病中梗阻、感染、结石的关系是什么？

53）T 形引流管如何放置？

54）T 形引流管怎样预防感染？

55）T形引流管的拔管指征是什么？

56）急性梗阻性化脓性胆管炎的临床特点是什么？

57）在使用T形引流管时，若引流出的胆汁突然减少是发生了什么情况？那如果突然增多呢？

58）T形引流管护理中，若引流量多，为什么就提示胆道下端有梗阻？

59）为什么T形引流管1周内发生阻塞用负压吸引，1周后用低压冲洗？

60）患者放置T形引流管期间，应观察什么？拔管前和夹管期间应注意观察的内容是什么？

61）T形引流管胆道造影有什么作用？

62）T形引流管在患者体内扭曲断裂应怎样处理？

63）胆道T形引流管引流和腹腔引流管的护理措施，二者不同的是什么？

64）术后10天左右，患者无不适的先行经T形引流管胆道造影，做造影时患者应注意什么？

65）胆囊炎合并结石是先消炎还是先做手术？

66）老人有胆结石，又有骨质疏松，能补钙吗？会加重结石吗？

67）先天性胆总管闭锁的婴儿手术应该在什么时候合适？

68）治疗胆道感染性休克的关键是什么？

69）经皮肝穿刺胆道造影（PTC）术后最常见的并发症是什么？

70）高龄老人，突发急性梗阻性化脓性胆管炎，但是合并有糖尿病，术后伤口不易愈合，他是否要紧急手术？

71）胆道蛔虫病以什么治疗为主？它的典型症状是什么？

72）为何选择低脂饮食？低脂食物有哪些？

73）怎样对胆道蛔虫病患者的急性疼痛进行护理？

74）为什么胆道蛔虫病以青少年和儿童多见呢？

75）胆道蛔虫患者为什么会出现肝脏肿大和轻度黄疸？

76）一位6岁的男孩因吃了些不干净的水果，剑突右侧下方突然发生阵发性"钻顶样"绞痛，疼痛剧烈、面色苍白，伴呕吐；腹部检查：柔软，仅在疼痛部位深处有轻微的压痛。请判断该男孩得了什么病？如何才可避免类似情况的发生？

77）胆绞痛患者用吗啡后会出现什么结果？

3. 教师总结（3～5分钟）

首先对大家的积极、热烈的讨论，提出表扬。通过讨论发现学生们提出问题、分析问题、解决问题的能力明显增强。

现将胆道疾病内容总结如下，通过两节课的学习要求大家掌握：查科三联征、雷诺五联征的概念。重点掌握：急性胆囊炎、胆囊结石、胆管结石、急性梗阻性化脓性胆管炎的临床表现及护理措施。熟悉：胆道疾病辅助检查、处理措施（非手术治疗、手术治疗）等。了解：胆道疾病的病因及发病机制和病理生理。同时，要求学生课下构建一幅胆道疾病患者护理的思维导图。

【当堂练习】（2～5分钟）

1. 急性重症胆管炎患者梗阻原因主要是（　　）　　　答案：A

　　A. 胆管结石　　　　　　　　B. 胆管畸形

　　C. 胆管肿瘤　　　　　　　　D. 胆道狭窄

　　E. 胆道蛔虫

2. 关于急性胆囊炎的临床特点的描述错误的是（　　）答案：B

　　A. 墨菲征阳性　　　　　　　B. 多数患者伴有黄疸

　　C. 疼痛常放射至右肩背部　　D. 进油腻饮食后容易发病

　　E. 右上腹持续性疼痛阵发性加重

3. 急性重症胆管炎患者的治疗原则是（　　）　　　答案：D

　　A. 抗感染治疗　　　　　　　B. 胆囊造瘘+抗休克

　　C. 内引流术+抗感染　　　　D. 抗休克+胆总管切开引流

　　E. 抗休克治疗

4. 胆道 T 形引流管引流和腹腔引流管的护理措施，二者不同的是（　　）　　　　　　　　　　　　　　　　　答案：D

　　A. 保持引流管通畅　　　　　B. 每天更换引流瓶

　　C. 观察引流量和性状　　　　D. 拔管前夹管观察 1～2 天

E. 引流瓶不得高于引流出口

5. 观察 T 管引流的胆汁，哪项表示胆总管下端有阻塞可能（ ）

答案：B

A. 胆汁混浊　　　　　　B. 胆汁量过多
C. 胆汁量过少色深　　　D. 胆汁量少而色淡
E. 胆汁棕色稠厚

（七）课后教师批改学生作业

评分标准：不交、迟交无分，按时交的都有完成分，给予 3 分，对应及格；认真但没有新意、不出彩的，给予 4 分，对应良好；有创意或极其认真的，给予 5 分，对应优秀。

（八）及时与学生交流及成果课下分享

1. 交流平台

微信、QQ、网络作业平台或其他。

2. 交流内容

1）教学生如何获取知识：围绕教学内容，如"胆道疾病病人的护理"，指导学生如何利用教材、文献、期刊、网络等途径获得必需的知识和信息。

2）解决课堂上没解决的问题：如学生提出来，教师也不会的，或者是那些学生课堂讨论时提出来的问题但由于不具有代表性，教师答复课后单独讲解的。

3）解决批改作业时发现的学生提出的问题：有针对性地进行交流，条件允许时也可以邀请全班学生在交流平台上继续讨论。

4）在征得学生同意的前提下，在交流平台上向全班学生展示优秀的学生作业，条件允许时甚至可以让学生共同参与投票选拔优秀作业。

【优秀学生作业示例】

完成日期 _2016.4.12_ 完成情况： 优秀（5分） 良好（4分） 完成（3分）。

（备注：交的都有完成分，给3分，对应及格；认真但没有新意、不出彩的4分，对应良好；有创意或极其认真的，给予5分优秀。）

一、亮闪闪（列出学习过程中自己感受最深、受益最大、最欣赏的内容等，至少一条，更多不限。）

1.急性胆囊炎：胆囊管梗阻和细菌感染引起的急性胆囊炎症。

2.急性梗阻性化脓性胆管炎(又称急性重症胆管炎)

其发病基础为 { 胆道梗阻：最常见的梗阻原因是胆管内结石
细菌感染：途径为经十二指肠逆行进入胆道或经门静脉系统入肝到达胆道。

3.

	急性胆囊炎	急性梗阻性化脓性胆管炎	胆囊结石	肝外胆管结石
临床表现	突发性右上腹绞痛,常向右肩背部放射;消化道症状及发热。体征为Murphy阳性	病人多有胆道疾病史或胆道手术史,除一般胆道感染的查科三联征外,还可出现休克、中枢神经系统抑制(雷诺五联征)	(1)胆绞痛,与急性胆囊炎有些相似 (2)消化道症状 (3)早期无发热	①腹痛:刀割样绞痛 查科三联征 ②高热寒战:体温可达39℃~40℃,呈弛张热 ③黄疸:常为尿色变深、粪色变浅,可出现皮肤瘙痒。
治疗原则	以手术为主,较轻者可采用腹腔镜胆囊切除术(LC),急性化脓性、坏疽穿孔性可采用开腹胆囊切除术	非手术治疗既是治疗的手段,又是术前准备措施。手术应力求简单有效,胆管减压引流	胆囊切除是首选方法	目前以手术治疗为主

二、考考你（列出自己弄懂了，但是觉得别人可能存在困惑的地方，用来挑战别人，至少3个，更多不限。）

1. T形引流管怎样能保持有效引流？
   答：引流管不可高于腹部切口平地面，也不可过低；T形管不可受压、扭曲、折叠，经常予以挤捏，保持引流通畅；如果术后1周内发现阻塞——行负压吸引，1周后还阻塞——低压冲洗（用生理盐水加庆大霉素8万U）

2. 术后或次日腹腔引流管引流出胆汁或出现发热、腹痛、黄疸等症状，应怀疑发生了什么？
   答：胆痿。应立即联系医师，并协助处理。

3. T形管拔管指征为：它一般放置2周。胆汁正常且量逐渐减少，手术后10天左右，经夹管2~3天，病人无不适可先行经T形管胆道造影，若无异常发现，应开放引流管24h以上，使造影剂完全排出，再夹管2~3天，仍无症状方可拔管。
   引流管口每日换药1次，引流袋每周更换1次。

三、帮帮我（列出自己不懂的问题，讨论时求助别人，至少3个，更多不限。）

1. 十二指肠内的Oddi括约肌为什么常发生 痉挛？

2. 胆囊切除术（LC）术后护理措施。高碳酸血症的临床表现是什么？

3. 一位6岁的男孩因吃了些不干净的水果，剑突下右侧突然发生阵发性"钻顶样"绞痛，疼痛剧烈、面色苍白，右侧，而且常伴有呕吐；腹部检查腹柔软，仅在疼痛部位深处有轻微的压痛。请判断该男孩得了什么病？如何才可避免类似情况的发生？

第三节 "外科护理学"课程对分课堂反思与提升

通过使用对分课堂模式，学生学习的积极性大大提高了，也非常认同该种模式，一致认为，"对分课堂整体提升了同学们上课的积极性与活跃性"；"对分课堂鼓励课后自学以内化吸收，学生感觉良好，因为自学能看出问题"；"能扩大知识面，让大家了解书本以外的相关资料"；"能激发学生讨论课题的欲望，希望继续开展对分课堂"；"对分课堂让学生养成了良好的学习习惯"；等等。同时，学生们也提出了一些宝贵的意见和建议，如"有些问题同学之间讨论不出来"；"有些问题不是很理解"；"建议对于优秀问题和重点知识做一个课后总结"；"让提自己会的问题来挑战别的同学，怕自己提的问题太'小儿科'，又怕太难的问题偏离了讲课重点"；"有些问题提出来，是同学们回答，更希望听到老师更专业、准确的答案"；等等。

对分课堂在提高了学生的学习积极性的同时，也大大提高了教师的学习积极性。看到学生们一脸兴奋地提问题，尤其是有些问题虽然教师授课多年但可能一直没太在意，学生们提出来后，教师就必须去认真探讨，在很大程度上是学生促进着教师去进步，去提升自我。以下就笔者个人实施对分课堂以来的不成熟的经验给大家一起分享。

一、讨论技巧

小组讨论 10～15 分钟，具体时间长短根据情况确定。如果学生课下作业能及时完成，那么小组讨论时间可能就会相对短些；反之，如果课下学生没有按时完成作业，那么学生会在讨论时间内写作业，讨论时间相对就会长些，所以教师要强调"带着作业来讨论，禁止讨论时间补作业"。

在小组发言环节,教师要根据讨论环节各组的情况,先鼓励小组主动发言,而且没有发过言的小组优先。如果小组发言不主动出现冷场状况,就抽点小组发言。抽点时一般会找讨论时特别投入的和特别不投入的两种类型:第一种类型的小组可以引领班级小组的学习;第二种类型的小组更多的是要起到督促作用。如果抽点到的学生没有准备好发言内容,就让学生表述课本内容或基本概念。告诉学生"自己认为看懂了不够,能表达才是真会了",鼓励学生勇于表达、展示自我。在小组发言过程中教师要善于倾听,善于发现学生的闪光点,更多地给予鼓励和激励。

二、作业布置

原则:让学生围绕学习目标,以教材为基础,以所讲主题(如腹外疝患者的护理)为内容,采用"亮考帮"作业纸的形式让学生完成平时作业。

最初布置"亮考帮"作业时,只给学生限定内容范围(如腹外疝患者的护理),一切问题均有学生自行提出,结果出现的问题是:学生所提的问题偏离了学习目标,如"为什么腹股沟疝好发于男性?""为什么腹股沟斜疝好发于右侧?"大约30%的学生都提出了此类问题。这些问题虽然属于"腹外疝患者的护理"的内容,但不属于熟练掌握、掌握、熟悉的内容,也就是说对于护理专科的学生了解"腹股沟疝男性多见"即可,至于"为什么腹股沟疝男性多见?"就把问题细化了,超出了学生的学习目标,学生虽然投入大量时间和精力,但依然事倍功半。此类问题的解决方法是:课下交流,作为补充材料进行分享。

鉴于此,教师在布置平时作业时可做些调整:把需要学生掌握的重点内容以问题形式提出来,然后再让学生提出问题。例如,先给学生提供一个病例,让学生在阅读病例的基础上,完成下列问题:①该患者存在的主要护理问题有哪些?②针对护理问题写出你的护理措施。③病情观察中发现，该患者呼吸、脉搏加快，血压下降，呼吸为 32 次/分，脉搏为 122 次/分，血压为 80/62mmHg，且烦躁不安，谵妄。应考虑发生了什么情况，如何处理。④该患者行手术治疗，术后放置 T 形引流管，请说明放置 T 形引流管的目的和护理要点。⑤学习了胆道系统疾病，你感受最深、受益最大、最欣赏的地方有哪些？⑥关于胆道系统疾病，你存在的困惑有哪些？其中前 4 项是要求学生重点掌握的内容，先保证学生掌握重点的基础上，再让学生提其他问题，以避免学生提出的问题偏离学习目标，投入大量时间和精力，但事倍功半。

布置课后构建思维导图作业。通过构建思维导图，将各种零散的知识点系统化，以增强学生的理解和记忆能力，使学习者把主要精力放在关键知识点上，节省宝贵的学习时间。

三、课程考核

以前，课程是一考定终身。实施对分教学后，考核强调平时成绩和多元评价，更加注重过程性评价，考核方式分两大块：平时成绩（平时作业、学生出勤、课堂表现）和期末考试成绩。

（一）平时成绩

平时成绩满分为 100 分，占总成绩的 30%。

1. 平时作业

整个学期布置 10 次作业（课程总共分 20 个知识单元），学生自选 10 个作业完成即可，每次作业满分 5 分，共计 50 分。评分标准：不交、迟交无分，按时交的都有完成分，给 3 分，对应及格；认真但没有新意、不出彩的给 4 分，对应良好；有创意或极其认真的，给 5 分，对应优秀。作业的目的是督促学生课后阅读教材，保证理解基本内容，能够在随后的课堂上进行深入、有意义的交流讨论。希望学生以作业为导向，去整理自己读书学习时理解主题内容过程中的助记和概要。鼓励在理解的基础上进一步写出独特的分析、思考和体会。作业的形式鼓励个性化、多样化，不拘一格，重质不重量，不拼字数，不讲格式，可以是 Word 文档，可以是 Excel 表格，可以是视频，也可以是照片。

2. 学生出勤

全勤 20 分，缺席一次扣 1 分，扣完为止。

3. 课堂表现

满分 30 分，基础分值 15 分（只要积极参加讨论都有），课堂积极发言 1 次加 1 分，加满为止。

（二）期末考试成绩

期末考试成绩根据试卷给分，满分为 100 分，占总成绩的 70%。

只要学生按时出勤、小组讨论积极参与、回答问题并同时交满作业，就可获得课程的 20～30 分，甚至最高 30 分的成绩。这对要求不高的学生，压力不大。有动力、有能力的学生，可以在作业上拿到高分数。要求低的，平时作业可以只覆盖课本的基本内容，要求高的，可以超越课本、阅读更多材料，完成一个反映深入思考和创造性发挥的读书笔记。教师通过多次作业，对学生的水平也有客观、稳定的评估。可以看到，这样的评估方法反映了学生平时学习过程的投入和学习的质量，强调过程性评价。

四、结语

对分课堂在一定程度上克服了当前教法中比较多地存在着的"五个过多与过少"的问题："灌输式过多，参与式过少；结论型过多，问题型过少；封闭式过多，发散式过少；重分数过多，重能力过少；书本知识过多，实践知识和解决问题的能力训练过少。"对分课堂的"对分"，"对"是相对的，不一定是对半，"分"是绝对的。学生是主体，老师是主导，目的是让学生学会，"分"是为了让学生这个主体充分体验自己在学习过程中的作用，提高自己的学习自主性和积极性。对分课堂理念清晰、简洁实用，无需大量经济投入，是一种经济、实用、值得推广的课程模式，并且已经获得了广大师生的高度认可，希望笔者使用对分课堂的体会能够和广大想使自己的教学效果更明显的同仁共勉。

（平顶山学院医学院　岳梦琳）

第三章

"妇产科护理学"对分课堂指南

第一节 "妇产科护理学"课程简介及学情分析

一、课程简介

妇产科护理学是一门诊断并处理女性的现存和潜在健康问题、为女性健康提供服务的科学，也是现代护理学的重要组成部分。

妇产科护理学的研究对象包括处于生命各阶段、健康状况各有不同的所有女性，以及与其相关的家庭成员。其内容涵盖孕产妇的护理、妇科疾病患者的护理、计划生育指导及妇女保健等。学习妇产科护理学的目的在于掌握妇产科知识领域的理论和技能，发挥护理的特有职能，为服务对象提供缓解痛苦、促进康复的护理活动，帮助护理对象尽快恢复生活自理能力；为健康女性提供自我保健知识、预防疾病并维持自身的健康状态。

妇产科护理学是一门实践性学科，它不仅具有医学特征，还具有独立和日趋完整的护理及相关的理论体系，如家庭护理理论、奥瑞姆（Orem）的自我护理模式、Roy 的适应模式、马斯洛（Maslow）

的需求层次理论，再加上当前妇产科护理工作的内容和范畴与传统的妇产科护理相比有很大的不同，这就对专科护士的文化基础水平、专业实践能力、工作经验、责任心及职业道德等方面提出了更高的要求。他们不仅要学习医学基础学科，更需要掌握社会人文学科、护理学基础及相关的临床护理学知识，在学习的过程中要特别强调理论联系实际，在护理实践中，要坚持针对个体差异性提供个性化整体护理的原则，运用所学的护理程序知识及科学的管理方法为护理对象提供高质量的护理活动，最大限度地满足护理对象的需求。比如，妊娠是妇女生命过程中的特殊生理阶段，正常的孕产妇具有完全的自我护理能力，作为护理专业人员应指导孕产妇摆脱"患者"的角色，主动承担相应的自我护理活动，这就是奥瑞姆自我护理模式的核心体现。

妇产科护理学属于护理专业的一门主干课程，是护理学生的必修课。

二、学情分析

平顶山学院是一所经教育部批准、由河南省人民政府主办的综合性全日制普通本科院校。护理专业学生培养目标为：培养拥护党的基本路线，德、智、体、美全面发展，具有良好职业道德，基础理论扎实、临床实践能力强，能在各级医院、医疗卫生保健服务机构从事临床护理、社区护理和健康保健的应用型护理专门人才。

参加妇产科护理学对分课程的学生为平顶山医学院 2013 级护理学专业的本科生，班级人数为 61 人。该班学生对学习妇产科护理学课程的态度较好，有 30% 左右的学生有较好的自主学习能力，约 10% 的学生自主学习能力较差，而且学生已经习惯了传统教学模式。

第二节 "妇产科护理学"对分教学课例

一、妊娠诊断

（一）学情分析

1. 知识基础

学生已经学习了女性生殖系统的解剖和生理知识，掌握了妇产科病史采集和妇科检查的基本技能，对妊娠生理知识和妊娠期女性的生理变化有了初步的了解。

2. 能力基础

护理专业本科的学生，具备很好的理解能力，会有效地利用多种渠道获取相关知识，多数学生具备综合分析和概括事物的能力，并能对所学知识进行一定程度的扩充。

3. 情感基础

大学本科学生的认知能力较强，思维较活跃，通过一段时间的妇产科护理学的学习，已初步培养了学习妇产科护理学的热情，大部分学生敢于展现自己，阐述自己的观点。

（二）学习课时

2课时（100分钟）。

（三）学习方式

当堂对分。

（四）学习目标

1. 知识与能力

1）说出妊娠的分期及不同时期的特点。

2）会对早期妊娠的女性进行诊断。

3）会对中晚期妊娠的女性进行评估。

2. 过程与方法

1）通过教师的举例分析，学习早期妊娠的临床表现和中晚期妊娠的评估指标。

2）通过学生的自主学习，内化吸收早、中、晚期妊娠的不同临床特点。

3）通过学生的交流、讨论和展示等活动，进一步掌握早期妊娠的诊断和中晚期妊娠指标的判断技能。

4）通过学生的自主评价，构建思维导图，学会妊娠评估的技能。

3. 情感、态度与价值观

运用科学的教学发展观，调动学生学习妇产科护理知识的热情，积极发现妊娠妇女的生理奥秘，引导学生探究和分析问题的能力，提出解决问题的思路和方案，并加以评价，提高学生的医学知识素养。

（五）学习准备

1）教师认真研究教材和教学大纲，结合学生的实际情况，取舍所讲授的内容，决定学生自主学习和交流讨论内容。

2）为了让学生学习的知识生活化，激发学生的兴趣，教师要动员学生搜集身边亲戚朋友有关妊娠的素材。

3）为了确保每位学生都有收获和提高，教师按照学习目标编制当堂练习。

4）为了提高学生课堂参与的深度，教师根据学生的认知能力编制课堂记录单；为了提高学生课堂参与的效度，教师根据学生的座位分布编制活动小组。

5）为了提高课堂学习的效率和趣味性，教师把本节课的核心概念及知识点制成知识卡片，这样可以让学生任意组合，从而掌握正确的搭配。

（六）学习过程

第一课时（50分钟）

【导入】展示"早期妊娠"的案例（约2分钟）

已婚女性，30岁，因停经2个多月来妇产科就诊。自述晨起有恶心、呕吐，自觉双乳胀痛，近来小便频繁。末次月经（LMP）是2015年12月25日，既往月经规律。生育史1-0-0-1，安全期避孕。妇科检查提示，子宫增大变软，阴道黏膜及子宫颈充血呈紫蓝色，黑加征（＋）；宫颈黏液量少，黏稠，拉丝度差。尿妊娠试验（＋），超声检查可见圆形妊娠环和节律性的胎心搏动。

【讲授】早期妊娠的临床表现（约10分钟）

1. 早期妊娠的健康史

（1）停经

月经周期正常的育龄妇女一旦月经过期10天或以上，应首先考虑妊娠的可能。

（2）早孕反应

约有50%的妊娠女性在停经6周左右会出现晨起恶心、呕吐、食欲减退、喜食酸辣或特殊偏好的饮食，称为早孕反应。

（3）尿频

妊娠早期因妊娠子宫增大压迫膀胱可引起尿频，妊娠12周左右增大的子宫进入腹腔，此症状消失（妊娠晚期胎先露入盆后仍可出现）。

2. 早期妊娠的临床表现

（1）乳房变化

妊娠 8 周后，由于雌、孕激素的作用，孕妇自觉乳房胀痛、乳头刺痛，乳房增大、乳头及周围乳晕着色，有深褐色蒙氏结节出现。

（2）妇科检查

子宫增大变软，妊娠 6～8 周后，阴道及子宫颈充血，呈紫蓝色；妇科检查子宫增大，子宫峡部极软，子宫体与子宫颈似不相连，称为黑加征。

3. 辅助检查

（1）妊娠试验

孕卵着床后滋养细胞分泌 HCG（人绒毛膜促性腺激素），利用免疫学方法可在孕妇的血液和尿液中测出，协助诊断早期妊娠。

（2）超声检查

超声检查是检查早期妊娠既快速又准确的方法。

【内化吸收与讨论】

针对该就诊者的情况进行分析，解决如下问题（约 20 分钟）。

1）该女士停经的原因是什么？

2）当确诊该女士妊娠后，宣教的内容包括什么？

3）对该女士进行评估的内容应包括健康史、身体评估和心理社会状况。健康史评估的重点是什么？身体评估的重点内容是什么？心理社会评估的重要内容包括什么？

4）若要对该女士进行必要的辅助检查，主要包括哪些项目？

5）妊娠是如何分期的？

【成果展示】

"亮考帮"——交流小组探究成果（约 10 分钟）。

方法：确定 1～2 个学生代表小组向全班展示并阐述本小组的探究成果。

【探究结论】

1）该女士停经的原因是因为怀孕。

2）确诊该女士妊娠后，参照妊娠期母体变化的内容，应告知虽然妊娠是生理的、是正常的，但也可能会存在影响妊娠健康发展的细节问题，如妊娠前血压的具体数值等。要充分告知正常妊娠对母体的影响、母体潜在病变的激化，或发生妊娠特有病变的可能性，使妊娠妇女、配偶及其亲属了解妊娠是具有一定风险的。

3）评估健康史的重点是停经时间、早孕反应及尿频出现的时间和频度。身体评估时应注意子宫增大及黑加征。心理社会评估应着重妊娠后该女士心理的变化及社会支持系统如何。

4）必要的辅助检查主要包括妊娠试验和超声检查。

5）妊娠 12 周末之前称为早期妊娠，13～27 周末称为中期妊娠，28 周以后为晚期妊娠。

【拓展】 该就诊者属于初孕妇还是经孕妇，二者有何异同？

发挥学生的发散性思维能力，留给学生探索空间（约 8 分钟）。

第二课时（隔堂 50 分钟）

【导入】 展示"中期妊娠"的案例（约 2 分钟）

复述上述案例。若该就诊者一切正常，现已妊娠达 24 周，来院进行产科检查。该孕妇会出现什么样的临床表现？

【讲授】 中晚期妊娠的诊断（约 15 分钟）

1. 中、晚期妊娠的健康史

有早期妊娠的经过，子宫明显增大，孕妇可感到胎动，通过腹部可触及胎体，可听到胎心音。

2. 中、晚期妊娠的临床表现

（1）子宫增大

妊娠月份与子宫高度示意图如图 3-1 所示。

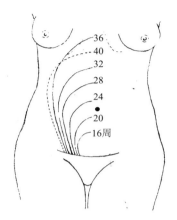

图 3-1　妊娠月份与子宫底高度示意图

（2）胎动

妊娠 18～20 周后，孕妇可自觉有胎动，正常情况下平均每小时 3～5 次。

（3）胎心音

妊娠 12 周，用多普勒胎心听诊仪经孕妇腹壁能探测到胎心音，妊娠 18～20 周后用普通听诊仪经腹壁能听到胎心音，正常情况下每分钟 120～160 次。

（4）胎体

妊娠 20 周以后，经腹壁可以触及子宫内的胎体，妊娠 24 周后，运用四步触诊法可以区分胎头、胎臀、胎背及胎儿四肢，从而判断胎产式、胎先露及胎方位。

（5）胎产式

胎儿身体纵轴与母体身体纵轴的关系。

（6）胎先露

最先进入骨盆入口的胎儿部分。

（7）胎方位

胎儿先露部的指示点与母体骨盆的关系。

3. 辅助检查

超声检查：B超不仅能显示胎儿数目、胎方位、胎心搏动和胎盘位置，还能测定胎头双顶径，观察胎儿有无体表畸形。超声多普勒可听及胎心音、胎动音、脐带血流音和胎盘血流音等。

【内化吸收与讨论】

针对该孕妇的情况进行分析，解决如下问题（约15分钟）。

1）对该孕妇进行身体评估时，会收集到什么资料？

2）写出该孕妇的建康史及产科评估的结果。

3）学会判断胎方位。

【成果展示】

"亮考帮"——交流小组探究成果（约10分钟）。

方法：确定1～2个学生代表小组向全班展示并阐述本小组的探究成果。

【探究结论】

1）进行身体评估时，可摸到子宫底高度、胎产式、胎先露和胎方位。

2）该孕妇妊娠8周出现早孕反应，停经史是24周，约在妊娠18～20周孕妇会第一次感觉到胎动，胎动的频率是每小时3～5次；妊娠18～20周后可用胎心听诊器在孕妇腹壁听到胎心，正常的胎心率是每分钟120～160次。该孕妇妊娠24周，子宫底高度应在脐上1横指上下。

3）妊娠24周可以通过四步触诊法判断胎产式、胎先露和胎方位。

【当堂练习】（约10分钟）

1. 单选题

（1）可确诊妊娠的是（ ）　　　　　　　　　答案：D

    A. 停经　　　　　　B. 恶心、呕吐　　C. 感觉胎动

    D. B超显示胎心搏动　E. 乳房胀大

（2）妊娠早期黑加征是指（ ）　　　　　　　答案：D

    A. 子宫增大变软

    B. 子宫呈球形

    C. 宫颈充血变软，呈紫蓝色

    D. 子宫峡部极软，宫颈和宫体似不相连

    E. 在耻骨联合上方可触及宫底

（3）中期妊娠是指妊娠（　　）   答案：B

    A. 11～15 周   B. 13～27 周末   C. 12～28 周

    D. 18～28 周   E. 20～28 周

（4）产前检查开始的时间是（　　）   答案：A

    A. 确诊早孕时   B. 妊娠 12 周   C. 妊娠 16 周

    D. 妊娠 20 周   E. 妊娠 28 周

（5）孕妇自觉胎动的时间多数开始于（　　）   答案：C

    A. 妊娠 12～14 周   B. 妊娠 15～16 周

    C. 妊娠 18～20 周   D. 妊娠 20～24 周

    E. 妊娠 24～26 周

（6）正常胎心率的是（　　）   答案：E

    A. 100 次/分   B. 80 次/分   C. 115 次/分

    D. 180 次/分   E. 138 次/分

2. 答案配对

    不同的妊娠月份与子宫底高度进行词条配对，各组进行抢答。

妊娠 12 周	耻骨联合上 2～3 横指
妊娠 16 周	肚脐与耻骨联合之间
妊娠 20 周	肚脐下 1 横指
妊娠 24 周	肚脐上 1 横指
妊娠 28 周	肚脐上 3 横指
妊娠 32 周	肚脐与剑突之间
妊娠 36 周	剑突下 2 横指
妊娠 40 周	

3. 今天你学会了什么呢？构建一幅本节课的思维导图吧！

二、产前检查（四步触诊法）

（一）学情分析

1. 知识基础

学生已经学习了妊娠期母体的变化，掌握了妇产科病史采集和妇科检查的基本技能。对妊娠各期的生理表现和正常指标有了深入的了解。

2. 能力基础

护理专业本科的学生，具备很好的理解能力，会有效地利用多种渠道获取相关知识，多数学生具备综合分析和概括事物的能力，并能对所学知识进行一定程度的扩充。

3. 情感基础

大学本科学生的认知能力较强，思维较活跃，通过一段时间的妇产科护理学的学习，已初步培养了学习妇产科护理学的热情，大部分学生敢于展现自己，阐述自己的观点。

（二）学习课时

2 课时（100 分钟）。

（三）学习方式

隔堂对分。

（四）学习目标

1. 知识与能力

1）了解产前检查的目的。

2）会对正常的妊娠妇女进行系统的产前检查。

3）会推算妊娠妇女的预产期。

4）熟练掌握产科检查的四步触诊法和骨盆测量技术。

2. 过程与方法

1）通过教师的临床案例导入，学习首次和再次产前检查的内容和方法。

2）通过学生的自主学习，内化吸收首次和再次产前检查的内容。

3）通过学生的交流、讨论和展示等活动，进一步掌握四步触诊法和骨盆外测量的方法。

4）通过学生的自主评价，构建思维导图，学会产前护理评估的技能。

3. 情感、态度与价值观

运用科学的教学发展观，调动学生学习妇产科护理知识的热情，积极发现妊娠妇女的生理奥秘，引导学生探究和分析问题的能力，提出解决问题的思路和方案，并加以评价，提高学生的医学知识素养。

（五）学习准备

1）教师认真研究教材和教学大纲，结合学生的实际情况，取舍所讲授的内容，决定学生自主学习和交流讨论内容。

2）为了让学生学习的知识生活化，激发学生的兴趣，教师要动员学生搜集身边亲戚朋友的有关妊娠的素材。

3）为了确保每位学生都有所收获和提高，教师按照学习目标编制当堂练习。

4）为了提高学生课堂参与的深度，教师根据学生的认知能力编制课堂记录单；为了提高学生课堂参与的效度，教师根据学生的座位分布编制活动小组。

5）为了提高课堂学习的效率和趣味性，教师把本节课的核心概念及知识点制成知识卡片，这样可以让学生任意组合，从而掌握正确的搭配。

（六）学习过程

第一课时（50分钟）

【导入】展示教学案例（约5分钟）

已婚女性，28岁，孕1产0，末次月经是2016年1月8日，妊娠12周，既往月经规律，来院咨询妊娠相关事宜。该女士不断向护士询问孕期该注意什么，如何判断胎儿是否健康。该女士曾听说过"胎膜早破""羊水栓塞"等名词，但不知道具体是什么意思，询问护士应该如何预防。

【讲授】产前检查时间和内容（约40分钟）

1. 首次产前检查和再次产前检查的时间

（1）产前检查的目的
明确孕妇和胎儿的健康状况。

（2）首次产前检查的时间和内容
首次产前检查的时间是确诊妊娠时，其内容包括以下几方面内容。

1）询问健康史：包括孕妇的个人资料（年龄、职业、受教育程度、宗教信仰、婚姻状况、经济状况、住址、联系电话等）、目前的健康状况（饮食、睡眠、排泄、日常活动等）、过去史（包括疾病史及过敏史等）、月经史、家族史、孕产史、本次妊娠史等。

2）推算预产期：末次月经第一日算起，月份加9或者减3，日期加7。

3）身体评估：观察孕妇的身体发育、营养、精神状态等，测身高、体重、血压及脉搏情况。

4）妇科检查：了解子宫的大小及生殖系统的发育情况。

5）建立孕期保健手册，预约下次产前检查的时间。

2. 再次产前检查的时间和内容

（1）时间

首次产前检查后，若无特殊情况需到妊娠 20 周进行第一次规律的产前检查，妊娠 28 周前每 4 周检查 1 次，妊娠 28～36 周每 2 周检查 1 次，妊娠 36 周后每周检查 1 次，直至分娩。

（2）内容

1）询问健康史：重点询问上次产前检查后的妊娠情况。

2）身体评估：观察孕妇的身体发育、营养、精神状态等，测身高、体重、血压及脉搏情况。进行产科检查，包括腹部检查、骨盆测量、阴道检查、肛门检查和绘制妊娠图等。

①腹部检查：孕妇排尿后，仰卧于检查床上，头部稍抬高，暴露腹部，双腿略屈曲分开，放松腹肌。检查者站在孕妇右侧。

视诊：观察腹部形状及大小，腹部有无妊娠纹、手术瘢痕和水肿等。

触诊：运用四步触诊法了解子宫大小、宫底高度、胎产式、胎先露、胎方位及胎先露是否入盆等。前三步检查者面向孕妇头部，第四步检查者面向孕妇足端（图 3-2）。

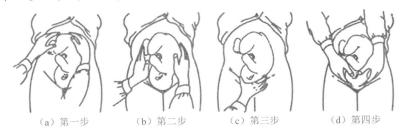

（a）第一步　　　（b）第二步　　　（c）第三步　　　（d）第四步

图 3-2　四步触诊法

听诊：通过四步触诊法了解胎方位后，胎心音在胎背侧上方的孕妇腹壁上听得最清楚，通过听诊了解胎心音（图 3-3）。

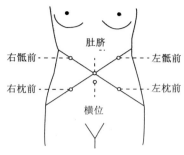

图 3-3 胎方位与听诊部位示意图

②骨盆测量：在第一次产前检查时进行骨盆外测量，了解骨产道的情况，以判断正常大小的胎儿能否通过阴道分娩。

可间接推测骨盆入口横径长度的测量径线是：

髂棘间径：孕妇取伸腿仰卧位，测量两侧髂前上棘外侧缘之间的距离，正常值是 23～26cm（图 3-4）。

髂嵴间径：孕妇取伸腿仰卧位，测量两侧髂嵴上棘外侧缘之间的最宽距离，正常值是 25～28cm（图 3-5）。

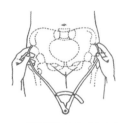
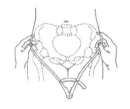

图 3-4 测量髂棘间径示意图 1　　图 3-5 测量髂嵴间径示意图 2

可间接推测骨盆入口前后径长度的测量径线是：

骶耻外径：孕妇取左侧卧位，左腿屈曲，右腿伸直，测量第五腰椎棘突下凹陷处至耻骨联合上缘中点的距离，正常值是 18～20cm（图 3-6）。

可间接推测骨盆出口的径线是：

坐骨结节间径：孕妇取仰卧位，双腿屈曲，双手抱膝，测量两侧坐骨结节内侧缘之间的距离，正常值是 8.5～9.5cm（图 3-7）。

出口后矢状径：骶尾关节至坐骨结节间径中点的距离，正常值是 9cm。

坐骨结节间径+出口后矢状径大于 15cm，正常大小的足月胎儿可通过骨盆出口。

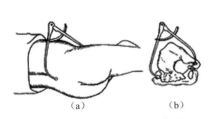 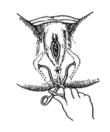

图 3-6　测量骶耻外径示意图　　　图 3-7　测量坐骨结节间径示意图

3. 预约下次产前检查的时间

【布置课后作业】

针对该孕妇的情况进行分析，解决如下问题（约 5 分钟）。

1）请告知该孕妇妊娠期常见的症状有哪些？该如何预防和处理？

2）从病例中分析，该孕妇此时的心理状况如何？

3）请告诉该孕妇怎样判断胎儿是否健康？

4）该孕妇很担心会出现异常情况，如何对其进行孕期指导？

5）如何对该孕妇进行饮食指导？

6）请告知孕妇如何识别产前先兆。

7）模拟一次产前检查，写出检查结果。

【内化吸收】

学生课下独立完成，采用"亮考帮"作业纸，对所学内容和课后作业进行内化吸收。"亮考帮"包括：最拿得准的内容，自己的得意之作；别人可能存在困惑的地方，准备讨论时挑战别人；自己还不甚清楚的地方，准备求助别人。

第二课时（隔堂 50 分钟）

【讨论与成果分享】

针对课下作业内化吸收的情况进行讨论（约 40 分钟）。

学生上课时是带着"亮闪闪""帮帮我""考考你"走进课堂的，也可以说学生是带着期待进入课堂的。进入课堂讨论环节需要教师注意以下几个问题。

1. 小组内的讨论

小组成员之间就个人的"亮闪闪""帮帮我""考考你"进行讨论，并总结出本小组的"亮闪闪""帮帮我""考考你"以备组与组之间的讨论。在此过程中，教师仅仅是一个组织者，尽量减少对学生讨论活动的参与，但如果学生有疑惑主动请求老师的帮助，教师可以酌情给予一定的答疑解惑。这一环节持续 20 分钟左右。

2. 成果展示与分享

小组讨论结束后，进行成果分享。小组之间的交流分享灵活多样，可以按自愿的原则在小组里推选出一个成员进行分享，也可以由教师随机选择某些小组汇报讨论结果。一节课不一定每个小组都有机会，但在整体的课程中应该使各组的机会均等。对于大家存在的共性问题，教师可以组织大家互相答疑解惑。这一环节大致持续 15 分钟的时间。

3. 优秀作业展示环节

每一次提交的作业中，教师可以选取一部分优秀作业在全班同学中进行交流。可以是很有特色的作业，也可以是非常扎实的作业，也可以是有自己独立见解的作业等。展示作业的目的一方面在于能为大家提供可参考的标准；另一方面在于激励学生们的学习热情。这一环节大约需要 5 分钟。

【探究结论】

1. 妊娠期常见的症状及护理

（1）妊娠反应

约半数妊娠女性在妊娠 6 周左右可出现恶心、呕吐等早孕反应，12 周左右可消失，孕妇可少吃多餐，避免空腹，食用清淡食物。不影响饮食平衡时，无需特殊处理。

（2）尿频、尿急

妊娠最初和最后 3 个月，由于妊娠增大子宫的压迫出现尿频、尿急，若无感染迹象，无需处理。

（3）水肿

孕妇在妊娠后期易发生下肢水肿，若休息后可缓解，属正常现象。但应警惕妊娠高血压疾病。

（4）贫血

孕妇应适当进食含铁丰富的食物，如动物肝脏、瘦肉、蛋黄等。

（5）仰卧位低压综合征

1）孕妇应避免长时间的仰卧位，最适宜的体位是左侧卧位。

2）该孕妇就诊时最主要的心理是担心和害怕，担心腹中胎儿的健康状况，害怕妊娠过程中会出现异常情况。

3）孕期可通过规律的产前检查判断胎儿的健康状况，也可通过孕期自我监护了解胎儿宫内情况。

4）孕妇可能会出现阴道出血、妊娠 3 个月后仍继续呕吐、寒战高热、腹部疼痛、头痛、眼花、胸闷、心悸、气短、阴道突然有不能控制的液体流出、胎动突然减少等异常情况。告诉孕妇出现不适及时就诊。

5）孕妇的饮食除遵循《中国居民膳食营养素参考摄入量》外，建议孕中后期每日能量摄入量在原有基础上增加 200kcal[①]；孕早、中、后期蛋白质增加值每天分别为 5g、15g、20g，以优质蛋白为主；注意

---

① 1cal=4.1868J。

补充矿物质和维生素；孕中后期每周体重增加不超过 500g，整个孕期体重增加平均 12.5kg。

2. 产前先兆

不规律的宫缩、胎儿下降感和阴道出现血性分泌物等；若出现阴道不能控制的流液，立即卧位入院。

【拓展作业】模拟一次产前检查。

发挥学生的发散性思维能力，留给学生探索空间，自定孕妇的情况，进行一次模拟产前检查，形成书面作业。

【当堂练习】（约 10 分钟）

1. 单选题

（1）正常骨盆的形态是（ ）   答案：A

　　A. 入口平面呈横椭圆形

　　B. 中骨盆平面呈横椭圆形

　　C. 出口平面呈横椭圆形

　　D. 中骨盆平面呈两个不同平面的三角形

　　E. 出口平面呈纵椭圆形

（2）产前检查开始的时间是（ ）   答案：A

　　A. 确诊早孕时   B. 妊娠 12 周

　　C. 妊娠 20 周   D. 妊娠 28 周

　　E. 妊娠 36

（3）骨盆外测量的数值不正常的是（ ）   答案：A

　　A. 髂棘间径 21cm   B. 髂嵴间径 25cm

　　C. 骶耻外径 19cm   D. 坐骨结节间径 9cm

　　E. 耻骨弓角度 90°

（4）妊娠期的孕妇不宜长时间采取的体位是（ ） 答案：A

　　A. 仰卧位   B. 端坐位

　　C. 左侧卧位   D. 半坐卧位

　　E. 抬高下肢

（5）正常孕妇妊娠晚期每周体重增加不应超过（ ）答案：B

A. 0.35kg   B. 0.5kg

C. 0.75kg   D. 1.0kg

E. 1.25kg

（6）初孕妇，27岁，宫内孕39周，出现不规则的下腹部疼痛2小时入院，产科检查发现：坐骨结节间径为7.5cm，估计胎儿体重约3000g，为确定能否经阴道分娩，需重点测量的项目是（　　）

答案：E

  A. 骶耻内径   B. 坐骨棘间径

  C. 耻骨弓角度   D. 出口前矢状径

  E. 出口后矢状径

（（7）～（8）题共用题干）

初孕妇，25岁，宫内孕30周，长时间仰卧休息后，起床时出现头晕现象。

（7）该孕妇最可能出现了（　　）   答案：D

  A. 休克   B. 妊娠期贫血

  C. 胎盘早期剥离   D. 仰卧位低压综合征

  E. 妊娠高血压综合征

（8）最恰当的处理措施是（　　）   答案：C

  A. 给予吸氧   B. 建议行B超检查

  C. 指导左侧卧位休息   D. 建议住院全面检查

  E. 指导继续仰卧位休息

（（9）～（12）题共用题干）

初孕妇，25岁，宫内孕28周，在产科门诊进行产前检查，正在进行骨盆骶耻外径的测量，护士告诉该径线测量在产科有重要意义。

（9）测量时护士指导孕妇采取的正确体位是（　　） 答案：B

  A. 左侧卧位，左腿伸直，右腿屈曲

  B. 左侧卧位，右腿伸直，左腿屈曲

  C. 右侧卧位，左腿伸直，右腿屈曲

  D. 两腿屈曲，双手抱膝

  E. 伸腿仰卧位

（10）此径线的测量起止点是（　　）　　　　　答案：C

    A. 测两侧髂前上棘外缘的距离

    B. 测两侧髂嵴外缘的距离

    C. 测第五腰椎棘突下至耻骨联合上缘中点距离

    D. 测第五腰椎棘突下至耻骨联合下缘中点距离

    E. 测骶部菱形窝上角至耻骨联合下缘中点距离

（11）此径线的正常值是（　　）　　　　　　　答案：B

    A. 8.5～9cm　　　　　　　　B. 18～20cm

    C. 23～26cm　　　　　　　　D. 25～28cm

    E. 28～31cm

（12）测量骶耻外径的目的是了解（　　）　　　答案：D

    A. 中骨盆平面前后径　　　B. 出口平面前后径

    C. 中骨盆平面横径　　　　D. 骨盆入口前后径

    E. 骨盆入口横径

2. 答案配对。

    骨盆外测量的径线与正常值进行词条配对，各组进行抢答。

        骶耻外径　　　　　　　　　23～26cm

        髂前上棘间径　　　　　　　25～28cm

        髂嵴间径　　　　　　　　　18～20cm

        坐骨结节间径　　　　　　　8.5～9.5cm

3. 今天你学会了什么呢？构建一幅本节课的思维导图吧！

三、流产患者的护理

（一）学情分析

1. 知识基础

学生已经学习了女性生殖系统的解剖和生理知识，掌握了妇产科病史采集和妇科检查的基本技能。对妊娠期、分娩期和产褥期的生理变化进行了系统的学习。

2. 能力基础

护理专业本科的学生，具备很好的理解能力，会有效地利用多种渠道获取相关知识，多数学生具备综合分析和概括事物的能力，并能对所学知识进行一定程度的扩充。

3. 情感基础

大学本科学生的认知能力较强，思维较活跃，通过一段时间的妇产科护理学的学习，已初步培养了学习妇产科护理学的热情，大部分学生敢于展现自己，阐述自己的观点。

（二）学习课时

2 课时（100 分钟）。

（三）学习方式

隔堂对分。

（四）学习目标

1. 知识与能力

1）了解流产的病因。
2）掌握流产各种类型的临床表现、处理原则及护理措施。
3）会对流产的不同类型进行初步判断。
4）会对流产患者进行护理。

2. 过程与方法

1）通过教师的临床案例导入，学习流产患者的临床表现、分类、处理及护理。
2）通过学生的自主学习，内化吸收流产患者的病因、病理、临床表现、处理措施及护理。

3）通过学生的交流、讨论和展示等活动，进一步掌握本单元内容。

4）通过学生的自主评价，构建思维导图，学会对流产患者的初步判断和护理技能。

3. 情感、态度与价值观

运用科学的教学发展观，调动学生学习妇产科护理知识的热情，引导学生根据妊娠期生理变化来充分理解流产的发病机制及临床表现，引发学生探究知识的兴趣，增强学生探究和分析问题的能力，提出解决问题的思路和方案，并加以评价，提高学生的医学知识素养。

（五）学习准备

1）教师认真研究教材和教学大纲，结合学生的实际情况，取舍所讲授的内容，决定学生自主学习和交流讨论内容。

2）为了让学生学习的知识生活化，激发学生的兴趣，教师要动员学生搜集身边亲戚朋友的相关病例的素材。

3）为了确保每位学生都有收获和提高，教师按照学习目标编制当堂练习。

4）为了提高学生课堂参与的深度，教师根据学生的认知能力编制课堂记录单；为了提高学生课堂参与的效度，教师根据学生的座位分布编制活动小组。

5）为了提高课堂学习的效率和趣味性，教师把本节课的核心概念及知识点制成知识卡片，这样可以让学生任意组合，从而掌握正确的搭配。

（六）学习过程

第一课时（50分钟）

【导入】展示教学案例，导入授课内容（约5分钟）

患者，女性，26 岁，自述 2015 年 6 月 10 日开始有阴道出血，量少，持续 4 天干净。7 月 10 日下午又出现阴道出血，量多伴下腹部隐痛，未予重视，7 月 11 日晚上阴道出血较以前明显增多，10 分钟更换卫生巾一次，床单反复被血浸湿，同时伴有头晕、乏力、恶心、呕吐，无法起床，由家属送至医院急诊。急查血常规 Hb 46g/L，生命体征：体温 36.5℃，脉搏 120 次/分，血压 70/30mmHg，一般情况较差，面色苍白，神志清楚。妇科检查，阴道通畅，见大量鲜红色血迹，自阴道夹出血块中有孕囊样组织（如孕 2 个月大小），约 500ml，宫颈口松弛。子宫前位，孕 50+天，活动尚可，无压痛。双侧附件未触及异常。以"不全流产，重度失血性贫血"收住院。遵医嘱给予持续心电监护，监测生命体征。密切观察腹痛及阴道出血情况；建立液体通道，补液、止血及促宫缩治疗；备血，输红细胞悬液及血浆以补充血容量；留取尿标本查尿妊娠试验为阳性。经对症治疗后患者一般情况好转，但阴道出血仍较多，随行清宫术，术中子宫收缩欠佳，仍有活动性出血，给予缩宫素 10U 宫颈注射，米索前列醇片纳肛，巴曲酶（立血止）1KU 静推后，阴道出血减少，脉搏 105 次/分，血压 90/60mmHg，进一步治疗后查血常规血红蛋白 63g/L，住院第三天阴道出血停止，精神状态良好，无头晕等现象，患者及家属要求回家调养，遂出院。

【讲授】自然流产（约 40 分钟）

1. 自然流产的概念

凡妊娠不足 28 周、胎儿体重不足 1000g 而终止者，称为流产。发生于 12 周以前者称为早期流产；发生在妊娠 12 周至不足 28 周者称为晚期流产。

2. 病因

导致早期流产最常见的原因是染色体异常。

3. 病理

（1）妊娠小于 8 周

胎盘绒毛发育尚不成熟，与子宫蜕膜联系还不牢固，妊娠产物多数可以完全从子宫壁分离而排出。

（2）妊娠 8～12 周

胎盘绒毛发育繁盛，与脱膜联系较牢固，妊娠产物往往不易完整分离排出。

（3）妊娠 12 周后

胎盘已完全形成，流产时先有腹痛后排出胎儿、胎盘。

> 早期流产：先有阴道出血，后出现腹部疼痛。
> 晚期流产：类似足月妊娠分娩。

4. 分类、临床表现及处理原则

分类、临床表现及处理原则如表 3-1 所示。

（1）临床表现

临床表现主要为停经后阴道出血和腹痛。

（2）B 超检查

可显示有无胎囊、胎动及胎心等，从而可诊断并鉴定流产及其类型，对正确处理有指导意义。

表 3-1 分类、临床表现及处理原则

类型	病史			妇科检查		处理原则
	出血量	下腹痛	组织排出	宫口	子宫大小	
先兆流产	少	无/轻	无	闭	与孕周相符	保胎
难免流产	中—多	加剧	无	扩张	基本相符	清宫
不全流产	少—多	减轻	部分排出	扩张/堵塞	小于孕周	清宫
完全流产	少—无	无	全排出	闭	正常/略大	无需处理
稽留流产	无	无	无	闭	小于孕周	检查凝血功能
复发性流产	自然流产发生3次或以上			根据病程		

5. 护理

（1）先兆流产孕妇的护理

卧床休息，禁止一切刺激，加强心理护理。

（2）妊娠不能再继续者的护理

协助医师完成手术，做好术中配合和术后护理。

【布置作业】

针对展示病例中患者的情况进行分析,解决如下问题(约5分钟)。

1）作为接诊护士，应从哪些方面详细了解该女士的病情？

2）该患者阴道出血的主要原因是什么？

3）不全流产的临床表现是什么？

4）流产还有哪些类型及特殊类型？

5）还需考虑哪些与之类似的病情？

6）输血时的注意事项（基础护理的内容）？

7）不全流产的处理原则是什么？

8）术后的护理重点是什么？

9）怎样对该患者进行出院指导？

10）选取流产的任意一个类型，编制一份临床病例并写出护理措施。

【内化吸收】

学生课下独立完成，采用"亮考帮"作业纸，对所学内容和课后作业进行内化吸收。"亮考帮"包括：最拿得准的内容，自己的得意之作；别人可能存在困惑的地方，准备讨论时挑战别人；自己还不甚清楚的地方，准备求助别人。

第二课时（隔堂50分钟）

【讨论与成果分享】

针对课下作业内化吸收的情况进行讨论（约40分钟）。

学生上课时是带着"亮闪闪""帮帮我""考考你"走进课堂的，也可以说学生是带着期待进入课堂的。

1. 小组内的讨论

小组成员之间就个人的"亮闪闪""帮帮我""考考你"进行讨论，并总结出本小组的"亮闪闪""帮帮我""考考你"以备组与组之间的讨论。在此过程中，教师仅仅是一个组织者，尽量减少对学生讨论活动的参与，但如果学生有疑惑主动请求教师的帮助，教师可以酌情给予一定的答疑解惑。这一环节持续20分钟左右。

2. 成果展示与分享

小组讨论结束后，进行成果分享。小组之间的交流分享灵活多样，可以按自愿的原则在小组里推选出一个成员进行分享，也可以由教师随机选择某些小组汇报讨论结果。一节课不一定每个小组都有机会，但在整体的课程中应该使各组的机会均等。对于大家存在的共性问题，教师可以组织大家互相答疑解惑。这一环节大致持续15分钟的时间。

3. 优秀作业展示环节

每一次提交的作业中，教师可以选取一部分优秀作业在全班同学中进行交流。可以是很有特色的作业，也可以是非常扎实的作业，也可以是有自己独立见解的作业等。展示作业的目的一方面在于能为大家提供可参考的标准；另一方面在于激励学生们的学习热情。这一环节需要5分钟左右。

【探究结论】

1）作为接诊护士，应从哪些方面详细了解该女士的病情？

①健康史：详细询问阴道出血及腹痛持续的时间和程度。

②身体评估：监测生命体征，进行妇科检查等。

2）该患者阴道出血的主要原因是什么？

阴道出血的原因是发生了早期流产。

3）不全流产的临床表现是什么？

持续腹痛，阴道出血，出血多时可出血失血性休克（如本病例中的患者），妇科检查子宫小于孕周，宫颈口扩张，宫颈口或阴道可见部分妊娠组织。

4）流产还有哪些类型及特殊类型？

除了不全流产，还有先兆流产、难免流产、完全流产、稽留流产、复发性流产及流产合并感染等。

5）还需考虑哪些与之类似的病情？

要与输卵管妊娠流产和葡萄胎等病情进行鉴别。

6）输血时的注意事项（基础护理的内容）？

①输血前必须严格检查全血的外观，检查血袋有无破损渗漏，血液颜色是否合格；还要认真核对患者、交叉配合报告单和待输血液之间是否无误，并且应该有两人核对，准确无误方可输血。

②输血时应到患者床前核对病案号、患者姓名、血型等，确定受血者本人后，用装有滤器的标准输血器进行输血。

③血液临输注前再从冷藏箱内取出，在室温中停留的时间不得超过 30 分钟。输用前将血袋内的血液轻轻混匀，避免剧烈震荡。血液内不得加入其他药物。

④输血前后用生理盐水冲洗输血管道。连续输用不同供血者的血液时，前一袋血输尽后，用静脉注射所用的生理盐水冲洗输血器，再接下一袋血继续输注。

⑤输血过程应先慢后快，再根据病情和年龄调整输注速度，并严密观察受血者有无输血不良反应，如出现异常情况应及时处理。

⑥输血后将血袋保存于 2～8℃冰箱 24 小时，以备出现意外情况时核查用。

⑦输血完毕，医护人员逐项填写输血反应调查回执，并于输血完毕后第二天退还输血科保存。

⑧输血完毕后，医务人员将输血单第二联贴在病历中。

7）不全流产的处理原则是什么？

及时清理宫腔，监测生命体征，预防生殖道感染。

8）术后的护理重点是什么？

监测生命体征、观察其面色、腹痛及阴道出血情况。

9）怎样对该患者进行出院指导？

加强营养，调整心情，一个月内禁止性生活及坐浴，注意生殖系统的清洁卫生，避免感染。如要再次怀孕，至少要等半年以后。

【拓展作业】

选取流产的任意一个类型,编制一份临床病例并写出护理措施。发挥学生的发散性思维能力,留给学生探索空间,形成书面作业。

【当堂练习】（约 10 分钟）

1. 单选题

（1）早期流产的主要原因是（　　）　　　　答案：A

  A. 遗传基因缺陷　　　　B. 生殖器官病变

  C. 孕期接触有害物　　　D. 内分泌失调

  E. 妊娠期创伤

（2）早期流产指妊娠终止的时间在妊娠（　　）　答案：A

  A. 12 周前　　　　B. 16 周前

  C. 20 周前　　　　D. 24 周前

  E. 28 周前

（3）难免流产叙述正确的是（　　）　　　答案：A

  A. 阴道流血量多，伴有阵发性腹痛，宫颈口已开

  B. 由先兆流产发展而来，经休息和治疗后流产可避免

  C. 宫颈口关闭

  D. 阴道流血量少，腹痛轻微

  E. 胚胎组织已经排出

（4）先兆流产护理措施不妥的是（　　）　　答案：E

  A. 指导卧床休息

  B. 禁止性生活

  C. 必要时按医嘱给镇静药

  D. 黄体功能不足的孕妇，每日肌注黄体酮

  E. 便秘者可行肥皂水灌肠

（5）可能引起母体凝血机制障碍的流产类型是（　　）答案：E

  A. 先兆流产　　　　　B. 难免流产

C. 不全流产　　　　　　　D. 完全流产

E. 稽留流产

（6）最易合并失血性休克的流产类型是（　）　　　　答案：C

A. 先兆流产　　　　　　　B. 难免流产

C. 不全流产　　　　　　　D. 完全流产

E. 稽留流产

（7）习惯性流产是指连续自然流产至少达几次以上（　）

答案：B

A. 2 次　　　　　　　　　B. 3 次

C. 4 次　　　　　　　　　D. 5 次

E. 6 次

（8）患者女性，停经 40 天，轻度腰酸，下腹痛，阴道少量出血 2 天，查子宫孕 40 天大小，宫口未开，尿妊娠试验（+），最大可能为（　）　　　　答案：B

A. 宫外孕　　　　　　　　B. 先兆流产

C. 葡萄胎　　　　　　　　D. 完全流产

E. 过期流产

（9）患者女性，28 岁。停经 3 个月，在家中出现阵发性下腹痛并有组织排出，阴道出血量较多来院，查体：子宫小于孕月，宫口开。最可能发生了（　）　　　　答案：C

A. 先兆流产　　　　　　　B. 难免流产

C. 不全流产　　　　　　　D. 完全流产

E. 稽留流产

（10）患者女性，停经 40 余天，腹痛并有妊娠组织排出，现出血不多，腹痛消失，查体宫口闭，妊娠试验（-）。最可能发生了（　）

答案：D

A. 先兆流产　　　　　　　B. 难免流产

C. 不全流产　　　　　　　D. 完全流产

E. 稽留流产

（11）患者，女性，30 岁。停经 4 个月，曾有阴道流血史，现

尿妊娠试验（-）。妇科检查：子宫孕 8 周大小。最可能发生了（　　）

答案：E

A. 先兆流产　　　　　　B. 难免流产

C. 不全流产　　　　　　D. 完全流产

E. 稽留流产

（12）患者女性，28 岁，已婚，停经 8 周，阴道少量流血 3 日，伴轻微下腹痛。检查：子宫如孕 8 周大小，宫口闭，尿妊娠试验阳性，既往流产 1 次，患者思想顾虑较重。考虑为先兆流产。以下护理措施不妥的是（　　）

答案：B

A. 嘱患者卧床休息　　　　B. 尽早排出宫腔内容物

C. 心理护理　　　　　　　D. 按医嘱给予镇静剂

E. 观察病情变化

（13）患者女性，26 岁，停经 48 天，下腹痛及阴道多量流血 10 小时。妇科检查：子宫稍大，宫口有胚胎组织堵塞。最有效的止血措施是（　　）

答案：C

A. 肌注止血药物　　　　　B. 肌注或静滴缩宫素

C. 尽快行清宫术　　　　　D. 纱布堵塞阴道压迫止血

E. 卧床休息

（14）患者，女性，20 岁，妊娠产物已完全排出，阴道出血逐渐停止，腹痛逐渐消失。妇科检查：子宫接近未孕大小，宫颈口已关闭。需采取的措施是（　　）

答案：C

A. 镇静，保胎与休息　　　B. 立即行清宫手术

C. 不需特殊处理　　　　　D. 需做凝血功能检查

E. 妊娠 14～16 周行子宫内口缝扎术

（15）患者，女性，35 岁，停经 2 个月，妊娠试验阳性，曾经发生过三次自然流产，均在孕 3 个月，目前无流血及腹痛。正确的护理措施是（　　）

答案：D

A. 有出血情况时再处理　　B. 有宫缩时卧床休息

C. 宫颈内口缝扎术　　　　D. 绝对卧床休息

E. 预防性口服硫酸舒喘灵（沙丁胺醇）

—113—

2. 答案配对：制作流产类型与临床表现的词条，进行抢答配对。

3. 今天你学会了什么呢？构建一幅本节课的思维导图吧！

四、妊娠期高血压疾病患者的护理

（一）学情分析

1. 知识基础

学生已经掌握了妊娠期、分娩期和产褥期的正常生理知识，并且已经学习了妊娠期的并发症如流产、输卵管妊娠、前置胎盘、胎盘早期剥离等疾病患者的护理，有了对妊娠期疾病患者的初步评估和护理的能力。

2. 能力基础

护理专业本科的学生，具备很好的理解能力，会有效地利用多种渠道获取相关知识，多数学生具备综合分析和概括事物的能力，并能对所学知识进行一定程度的扩充。

3. 情感基础

大学本科学生的认知能力较强，思维较活跃，通过一段时间的妇产科护理学的学习，已初步培养了学习妇产科护理学的热情，大部分学生敢于展现自己，阐述自己的观点。

（二）学习课时

2 课时（100 分钟）。

（三）学习方式

隔堂对分。

（四）学习目标

1. 知识与能力

1）理解妊娠高血压疾病的病理生理。

2）掌握妊娠高血压疾病子痫前期和子痫的临床表现、处理原则及护理措施。

3）会判断子痫前期的轻型和重型。

4）会合理运用硫酸镁，会对子痫前期和子痫患者进行护理。

2. 过程与方法

1）通过教师的临床案例导入，学习妊娠高血压疾病患者的临床表现、分类、处理及护理。

2）通过学生的自主学习，内化吸收妊娠高血压疾病患者的病理生理、分类、临床表现、处理措施及护理。

3）通过学生的交流、讨论和展示等活动，进一步掌握本单元内容。

4）通过学生的自主评价，构建思维导图，学会对妊娠高血压疾病患者的初步判断和护理技能。

3. 情感、态度与价值观

运用科学的教学发展观，调动学生学习妇产科护理知识的热情，引导学生根据妊娠期生理变化来充分理解妊娠高血压疾病的发病机制及临床表现，引发学生探究知识的兴趣，增强学生探究和分析问题的能力，提出解决问题的思路和方案，并加以评价，提高学生的医学知识素养。

（五）学习准备

1）教师认真研究教材和教学大纲，结合学生的实际情况，取舍所讲授的内容，决定学生自主学习和交流讨论内容。

2）为了让学生学习的知识生活化，激发学生的兴趣，教师要动员学生搜集身边亲戚朋友的相关病例的素材。

3）为了确保每位学生都有收获和提高，教师按照"学习目标"编制"当堂练习"。

4）为了提高学生课堂参与的深度，教师根据学生的认知能力编制"课堂记录单"；为了提高学生课堂参与的效度，教师根据学生的座位分布编制活动小组。

（六）学习过程

第一课时（50 分钟）

【导入】

展示教学案例，导入授课内容（约 5 分钟）。

女，27 岁，停经 33 周，2 天前患者自觉头晕、眼花入院。孕妇小学文化，务农，对病情不了解、不重视。结婚 2 年，0-0-0-0。患者平素月经规律，5/30 天。停经 1 月余出现恶心、呕吐，停经 3 个月自愈，停经 4 个月有胎动，未进行任何产前检查，1 个月前偶感头晕，血压 145/95mmHg，未予治疗，无皮肤瘙痒及黄染、无急慢性传染病史、无外伤及手术史、无药物过敏史。

入院查体：体温 36.2℃，脉搏 84 次/分，R18 次/分，血压 180/110mmHg。

产前检查：无宫缩，腹围 90cm，宫高 30cm，胎位 LOA（左枕前），胎心 128 次/分，胎动好，头先露，宫颈未消失，宫口未开，骨盆外测量正常。

B 超显示：单胎,双顶径 84mm，羊水指数 7.0cm，胎盘功能 Ⅱ级。

实验室检查：血常规 WBC（白细胞计数） $8.9×10^9$/L，RBC（红细胞计数） $4.8×10^{12}$/L，血小板 $90×10^9$/L，血红蛋白 120g/L，血细胞比容 0.3,24 小时尿蛋白 6g,肝功能 ALT（丙氨酸转氨酶）50U/L，

AST（谷草转氨酶）65U/L，血肌酐 167μmol/L，24 小时尿液总量 400ml。

诊断为妊娠 33 周，孕 1 产 0，LOA，子痫前期（重度）。给予硫酸镁 20g/日静脉滴注；硝苯地平缓释片 30mg，1 次/日，美托洛尔（倍他乐克）25mg，2 次/日，治疗后血压波动在 145～180/90～120mmHg，2 天后患者感头晕、眼胀，并呕吐 1 次，给予哌替啶 100mg 及异丙嗪 25mg 肌内注射，症状缓解。继续上述治疗 1 天，血压及各项指标仍无改善，眼底检查示：视神经盘水肿，复测羊水指数 5.0cm。故于停经 33+3 周行剖宫产终止妊娠。术中取出一女婴，体重 2300g，生后 1 分钟、5 分钟、10 分钟新生儿评分分别为 9 分、10 分、10 分。术后经用杜非合剂及降压治疗后，血压逐渐下降。术后第 5 天血压降至 150/100mmHg，无自觉症状，蛋白尿（＋），肝肾功能正常，伤口拆线后出院继续内科治疗。

【讲授】
妊娠高血压疾病患者的护理（约 40 分钟）。

1. 妊娠高血压疾病的病理生理

本病的基本病理生理变化是全身小动脉痉挛。

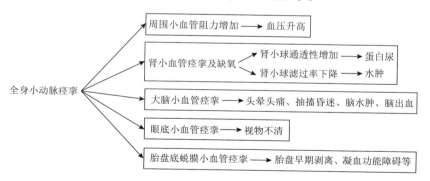

2. 临床表现及分类

临床表现及分类如表 3-2 所示。

表 3-2 分类及临床表现

分类		血压	蛋白尿	自觉症状
子痫前期	轻度	≥140/90mmHg	≥0.3g/24h	上腹部不适、头晕、视力模糊等
	重度	≥160/110mmHg	≥5g/24h	持续性上腹部不适、头痛、视力障碍
子痫		≥160/110mmHg	≥5g/24h	抽搐、昏迷

3. 处理原则

（1）基本处理原则

镇静、解痉，有指征地降压、利尿，密切监测母胎情况，适时终止妊娠。

（2）常用药物

解痉首用硫酸镁、镇静常用地西泮或冬眠合剂、降压常用肼屈嗪或卡托普利等。

4. 护理

（1）硫酸镁的用药护理

硫酸镁是治疗子痫前期及子痫的首选药物。

1）硫酸镁的用药方法：①肌内注射：肌注后 2 小时血中浓度达高峰，但局部刺激作用强。②静脉用药：静脉推注或滴注。用药后约 1h，血中浓度达高峰，但体内维持时间短，可避免肌内注射所致局部疼痛。

2）用药监护：①用药前及用药期间监测血压；膝腱反射必须存在；呼吸每分钟不少于 16 次；平均尿量每小时不少于 25ml；床边准备 10% 葡萄糖酸钙。②用药期间监测胎心。③分娩后继续用药，可维持 48 小时；产后预防宫缩乏力。

（2）子痫患者的护理

1）制止抽搐：执行医嘱，使用硫酸镁及镇静剂。

2）防止受伤：单间暗室，特殊病床，专人守护。

3）减少刺激：诊治措施要集中，避免光声刺激。

4）加强监护：包括母儿情况及产兆。

【布置作业】

针对展示病例中患者的情况进行分析,解决如下问题(约5分钟)。

1)该患者被诊断为子痫前期（重度），其依据是什么？

2)该患者妊娠33+3周，医生为其实施了剖宫产终止妊娠，为什么？妊娠高血压疾病需终止妊娠的指标还有哪些？

3)哪些孕妇易发生妊娠期高血压疾病？

4)妊娠高血压综合征患者可对自身和胎儿造成哪些影响？

5)该患者使用了硫酸镁控制病情，护理时应注意什么？

6)为了判断妊娠高血压患者小动脉的痉挛程度，最简便的方法是什么？

7)为了防止妊娠高血压疾病患者出现抽搐，应如何护理？

【内化吸收】

学生课下独立完成,采用"亮考帮"作业纸,对所学内容和课后作业进行内化吸收。"亮考帮"包括:最拿得准的内容,自己的得意之作;别人可能存在困惑的地方,准备讨论时挑战别人;自己还不甚清楚的地方,准备求助别人。

第二课时（隔堂50分钟）

【讨论与成果分享】

针对课下作业内化吸收的情况进行讨论（约40分钟）。

学生上课时是带着"亮闪闪""帮帮我""考考你"走进课堂的，也可以说学生是带着期待进入课堂的。

1. 小组内的讨论

小组成员之间就个人的"亮闪闪""帮帮我""考考你"进行讨论，并总结出本小组的"亮闪闪""帮帮我""考考你"以备组与组之间的讨论。在此过程中，教师仅仅是一个组织者，尽量减少对学生讨论活动的参与，但如果学生有疑惑主动请求教师的帮助，教师可以酌情给予一定的答疑解惑。这一环节持续20分钟左右。

2. 成果展示与分享

小组讨论结束后，进行成果分享。小组之间的交流分享灵活多样，可以按自愿的原则在小组里推选出一个成员进行分享，也可以由教师随机选择某些小组汇报讨论结果。一节课不一定每个小组都有机会，但在整体的课程中应该使各组的机会均等。对于大家存在的共性问题，教师可以组织大家互相答疑解惑。这一环节大致持续15分钟的时间。

3. 优秀作业展示环节

每一次提交的作业中，教师可以选取一部分优秀作业在全班同学中进行交流。可以是很有特色的作业，也可以是非常扎实的作业，也可以是有自己独立见解的一些作业等。展示作业的目的一方面在于能为大家提供可参考的标准；另一方面在于激励同学们的学习热情。这一环节需要5分钟左右。

【探究结论】

1）子痫前期（重度）的主要诊断依据是：血压≥160/110mmHg；或尿蛋白≥5g/24h。

2）该患者妊娠没有足月而被采用剖宫产终止妊娠是因为：该孕妇属于子痫前期重度，经过积极治疗2天后，效果不明显，为了防止出现更严重的并发症，所以采用剖宫产终止妊娠。

其他还需终止妊娠的条件是：重度子痫前期孕妇孕龄小于34周，但胎盘功能减退；或孕龄大于34周；或子痫患者控制抽搐后2小时。

3）易发生妊娠高血压疾病的人群是：低龄（年龄小于20周岁）的初孕妇；高龄（年龄大于35周岁）的初孕妇；精神过度紧张或受过刺激致使中枢神经功能紊乱者；有慢性高血压、慢性肾炎、糖尿病等病史的孕妇；营养不良如贫血、低蛋白血症的孕妇；体型矮胖的孕妇；子宫张力过大，如羊水过多、双胎妊娠的孕妇；有妊娠高血压疾病家族史的孕妇；居住在寒冷地区或孕期在寒冷季节的孕妇；等等。

4）妊娠高血压综合征患者对自身和胎儿的影响：对孕妇本人由于全身小动脉痉挛可导致全身重要脏器缺血缺氧而出现相应的病变，如脑水肿、脑梗死、脑出血、肝肾功能异常、肾衰竭、胎盘早期剥离等；由于使用硫酸镁易导致产后出血。

对胎儿的影响：子宫胎盘缺血缺氧可导致胎儿宫内窘迫，甚至新生儿窒息，由于要提前终止妊娠，早产儿发生率高、新生儿死亡率高。

5）使用硫酸镁的注意事项是：用药前及用药期间监测血压；膝腱反射必须存在；呼吸每分钟不少于 16 次；平均尿量每小时不少于 25ml；床边准备 10%葡萄糖酸钙；用药期间监测胎心；分娩后继续用药，可维持 48 小时；产后预防宫缩乏力。

6）为了判断妊娠高血压患者小动脉的痉挛程度，最简便的方法是：眼底镜检查。

7）为了防止妊娠高血压疾病患者出现抽搐，护理时应注意：执行医嘱，使用硫酸镁及镇静剂等；安置患者于单间暗室，特殊病床，专人守护；诊治措施要集中，避免光声刺激；加强监护母儿情况及产兆等。

【拓展作业】

妊娠高血压患者使用硫酸镁进行治疗后，为什么会出现产后宫缩乏力，应如何预防。

发挥学生的发散性思维能力，留给学生探索空间，形成书面作业。

【当堂练习】（约 10 分钟）

1. 单选题

（1）妊娠期高血压疾病的基本病理变化是（　）　　　答案：C

    A. 胎盘绒毛膜退行性变化　　　B. 水钠潴留

    C. 全身小动脉痉挛　　　D. 弥散性血管内凝血

    E. 肾小管重吸收功能降低

（2）妊娠期高血压疾病临床表现主要特征是（　）　　　答案：A

    A. 高血压、蛋白尿、水肿　　　B. 高血压、血尿、水肿

    C. 腹痛、恶心、呕吐　　　D. 尿频、尿急、尿痛

E. 高血压、腹痛、阴道流血

（3）子痫前期解痉药物首选（　）　　　　　答案：A

  A. 硫酸镁　　　　　　　　B. 呋塞米

  C. 利舍平　　　　　　　　D. 冬眠药物

  E. 肼屈嗪

（4）硫酸镁中毒现象首先表现是（　）　　　答案：A

  A. 膝反射减弱或消失　　B. 呼吸减慢

  C. 心率减慢　　　　　　D. 尿量减少

  E. 血压下降

（5）关于子痫患者的护理措施不正确的是（　）　答案：C

  A. 减少刺激　　　　　　B. 严密监护

  C. 病室明亮　　　　　　D. 专人护理，防止受伤

  E. 协助医生控制抽搐

（6）子痫患者首选的紧急处理是（　）　　　答案：D

  A. 移送患者到暗室　　　B. 专人监护并记录

  C. 立即行剖宫产　　　　D. 遵医嘱用控制抽搐的药物

  E. 留置尿管，观察尿量及性状

（7）患者，女性，35岁，孕32周，突然全身抽搐约1分钟，家人急将其送往医院。检查：血压150/100mmHg，头先露，胎心率132次/分。医嘱使用硫酸镁，使用硫酸镁时不正确的说法是（　）　答案：B

  A. 能较好地预防控制子痫的发作

  B. 24小时用量不得超过10g

  C. 尿量小于25ml/h，呼吸不足16次/分时停止使用

  D. 滴注速度以1g/h为宜

  E. 应用时备好钙剂

（8）患者，女性，妊娠40周临产，测血压150/100mmHg，尿蛋白（++），轻微头痛，呼吸、脉搏正常，宫缩良好，首选治疗药物是（　）　答案：A

  A. 硫酸镁　　　　　　　　B. 苯妥英钠

C. 654-2　　　　　　　　　D. 利舍平

E. 肼屈嗪

（9）患者,女性,25 岁,孕 2 产 0,妊娠 35 周,血压 160/105mmHg,下肢水肿（++）, 尿蛋白（+）。经应用硫酸镁治疗后, 血压逐渐下降, 检查: 孕妇反应迟钝, 呼吸 12 次/分, 膝反射消失, 此时应立即使用的药物是（ ）　　　　　　　　　　　答案：E

A. 安定　　　　　　　　　B. 哌替啶（杜冷丁）

C. 盐酸氯丙嗪　　　　　　D. 盐酸异丙嗪

E. 葡萄糖酸钙

（10）患者, 女性, 孕 1 产 0, 孕 37 周, 诊断"妊娠期高血压疾病"住院治疗, 自诉因担心药物影响胎儿发育成长, 不愿接受药物治疗, 但又怕不服药会使病情加重, 威胁胎儿的安全, 心情矛盾。首选的护理措施是（ ）　　　　　　　　　　　　答案：D

A. 测量血压 2～4 次/日　　B. 保持安静

C. 遵医嘱给药　　　　　　D. 心理护理

E. 观察病情

（（11）～（15）题共用题干）

患者, 女性, 28 岁, 孕 36 周, 于 1 月前出现双下肢水肿, 近一周出现头晕、头痛、视物不清, 入院治疗。检查: 血压 160/110mmHg, 心肺正常, 尿蛋白（++）。医嘱给予硫酸镁进行治疗。

（11）用药期间应特别观察的指征是（ ）　　　　答案：B

A. 血压、脉搏、呼吸　　　B. 膝反射、呼吸、尿量

C. 心率、肌张力、体温　　D. 膝反射、体温、心率

E. 神志、面色、血压

（12）若出现硫酸镁中毒, 首先出现的症状是（ ）　答案：C

A. 心跳加速　　　　　　　B. 呼吸减慢

C. 膝反射减退　　　　　　D. 尿量减少

E. 血压升高

（13）若发现硫酸镁中毒指征, 除停止用药外, 首先要使用（ ）

答案：D

    A. 多巴胺   B. 多巴酚丁胺

    C. 甘露醇   D. 葡萄糖酸钙

    E. 肾上腺素

（14）若在治疗过程中，患者出现抽搐、昏迷，应考虑为（　　）

答案：D

    A. 脑出血   B. 癫痫

    C. 硫酸镁中毒   D. 子痫

    E. 肾衰竭

（15）若该患者出现了抽搐，终止妊娠的时间应在抽搐控制后
（　　）

答案：B

    A. 1 小时   B. 2 小时

    C. 3 小时   D. 5 小时

    E. 6 小时

2. 今天你学会了什么呢？构建一幅本节课的思维导图吧！

第三节　"妇产科护理学"课程对分课堂反思与提升

一、讲授环节

    笔者从教 25 年以来，一直采用的是传统的讲授模式，无论是学习布鲁姆的"目标教学法"，还是采用"以问题为中心"的教学法，都逃脱不了传统讲授为主的"魔咒"。一开始实施对分课堂教学模式时，课上讲什么，怎么讲，总要花太多的时间去琢磨，去思考，既要考虑讲课的时间，又要考虑讲的是不是足够，总是有很多的担心，担心学生不适应，担心学生会反感，还担心学生学不会……。经过一段时间的实践，笔者充分认识到了学生巨大的学习潜力，真的是"给他一个支点，他可以撬动地球"。

二、桌签的妙用

一开始上课，教师要给学生每人发一张可以制作桌签的白纸，要求他们尽可能个性化地自制桌签，要求字号足够大，保证教师在讲台上能够看清楚，每次上课时都要郑重地摆在自己面前，下课折叠好加入自己的书本中。桌签的好处在于，讲课时能起到监督作用，讨论和成果展示时教师随时可以叫到想提问的学生的名字，很受益，建议同仁们效仿。

三、讨论与展示

在学生的讨论环节，要特别强调"带着作业来讨论，禁止讨论时间写作业"。通过教学实践发现如果学生课下作业能及时完成，形成自己的观点和看法，小组讨论时就会很顺利、很热烈，学习任务完成得也会很好。

在小组发言环节，教师要根据讨论环节各组的情况，先鼓励小组主动发言，而且没有发过言的小组优先。如果小组发言不主动，出现冷场情况，就抽点小组发言。抽点一般会找讨论时特别投入的小组和特别不投入的小组两种类型。第一种类型可以引领班级小组的学习；第二种类型更多的是想起到督促学生的作用。如果抽点到的学生没有准备好发言内容时，就让学生表述课本内容、基本概念。告诉学生"自己认为看懂了不够，能表达才是真会了"，鼓励学生勇于表达、展示自我。在小组发言过程中教师要善于倾听，善于发现学生的闪光点，更多地给予学生鼓励和激励。

四、作业布置

布置作业的原则是：让学生围绕学习目标，以教材为基础，以所讲主题为内容，学生采用"亮考帮"作业纸的形式完成作业。但实施过程中会发现，受传统学习模式的影响，如果没有具体的作业指引，学生常常不知道该写什么作业，不知道怎样提炼出"亮考帮"内容，所以教师要布置具体作业和拓展作业相结合，这样会保证不同学习能力的学生都能够得着，吃得饱。

五、课程考核

过去，课程是一考定终身。实施对分教学后，考核强调平时成绩和多元评价，更加注重过程性评价，考核方式分两大块：平时成绩（课堂表现、出勤率、作业）和考试成绩。

（一）平时成绩

平时成绩满分为 100 分，占总成绩的 40%。

1. 平时作业

整个学期布置 20 次作业（课程总共分 20 个知识单元），学生自选 10 个作业完成即可，每次作业满分 2 分，共计 20 分。评分标准：不交、迟交无分，按时交的都有完成分，给 1 分，对应及格；有创意或极其认真的，给予 2 分，对应优秀。作业的目的是督促学生课后阅读课文，保证理解基本内容，能够在随后的课堂上进行深入、有意义的交流讨论。希望学生以作业为导向，去整理自己读书学习时理解主题内容过程中的助记和概要。鼓励学生在理解的基础上进一步写出独特的分析、思考和体会。作业的形式鼓励个性化、多样化，不拘一格，重质不重量，不拼字数，不讲格式，可以是 Word 文档，可以是 Excel 表格，可以是视频，也可以是照片。

2. 课堂出勤率

出勤 10 分，缺席一次扣 1 分，扣完为止。

3. 课堂表现

课堂表现 10 分,基础分值 6 分(只要积极参加讨论就都有),课堂积极发言 1 次加 1 分,加满为止。

(二)期末考试

期末考试成绩根据试卷给分,满分 100 分,占总成绩的 60%。这样只要学生按时出勤、小组讨论积极参与并回答问题同时交满作业,就可获得课程的 30~40 分。这对要求不高的学生,压力不大;对于有动力、有能力的学生,可以在作业上拿到高分数。对于要求低的,平时作业可以只覆盖课本的基本内容,要求高的,可以超越课本、阅读更多材料,完成一个反映深入思考和创造性发挥的读书笔记。教师通过多次作业,对学生的水平也有客观、稳定的评估。这样的评估方法反映了学生平时学习过程的投入和学习的质量,强调过程性评价。

六、结语

妇产科护理学是护理学专业的一门必修课,知识点多,学习难度较大,以往采用传统教学模式,每节课都给学生带来较重负担,唯恐学生有不懂的地方,期终考试成绩也总是不尽如人意。自从实施对分课堂教学模式后,课堂上学生的参与度极高,在讨论过程中开心地分享自己对问题的见解,能够更加积极、主动地进行学习,不仅减轻了教师的上课负担,同时也取得了更好的教学效果。学生的作业更是精彩纷呈、可圈可点,让笔者看到了当代中国大学生的潜力被释放出来之后的精彩!

对分课堂理念清晰,简洁实用,获得了全国各级学校的广大师生的高度认可,希望笔者使用对分课堂教学墨水的体会能够和广大同仁共勉,也希望各位同仁批评指正。

【课堂掠影】

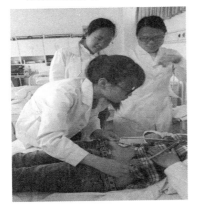

小组讨论与展示

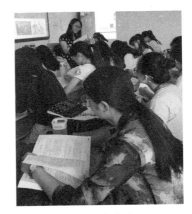

小组代表发言

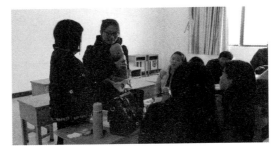

小组代表发言

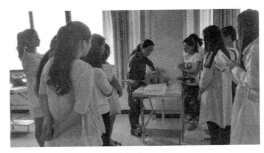

成果展示 1

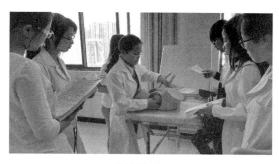

成果展示 2

【优秀学生作业示例】

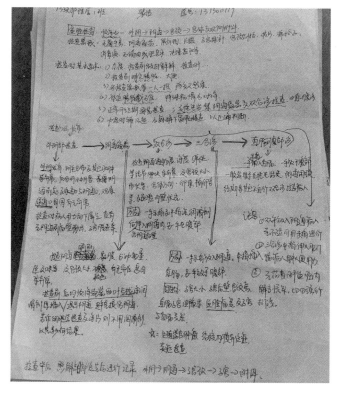

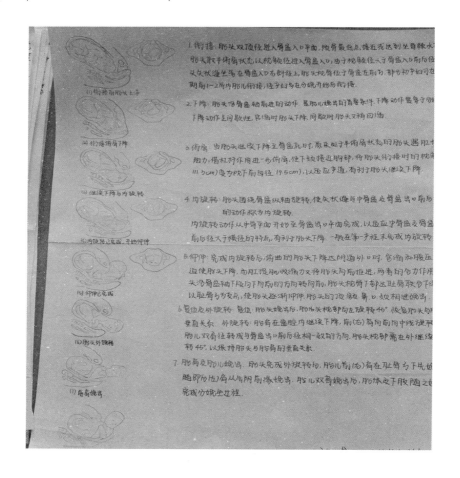

1. 衔接：胎头双顶径进入骨盆入口平面，胎骨最低点，接近或达到坐骨棘水平。胎头取半俯屈状态以枕额径进入骨盆入口，由于枕额径大于骨盆入口前后径，故矢状缝坐落在骨盆入口右斜径上，胎头枕骨位于骨盆左前方，部分初孕妇可在预产期前1~2周内胎儿衔接，经产妇多在分娩开始后衔接。

2. 下降：胎头沿骨盆轴前进的动作，是胎儿娩出的首要条件，下降动作贯穿于分娩全过程，下降动作呈间歇性，宫缩时胎头下降，间歇时胎头又稍回缩。

3. 俯屈：当胎头继续下降至骨盆底时，原来处于半俯屈状态的胎头遇到肛提肌阻力，借杠杆作用进一步俯屈，使下颌接近胸部，将胎头衔接时的枕额径（11.3cm）变为枕下前囟径（9.5cm），以适应产道，有利于胎头继续下降。

4. 内旋转：胎头围绕骨盆纵轴旋转，使矢状缝与中骨盆及骨盆出口前后径相一致的动作称为内旋转。
   内旋转动作从中骨盆平面开始至骨盆出口平面完成，以适应中骨盆及骨盆出口前后径大于横径的特点，有利于胎头下降，一般在第一产程末完成内旋转。

5. 仰伸：完成内旋转后，俯曲的胎头下降达阴道外口时，宫缩和腹压迫使胎头下降，而肛提肌收缩力又将胎头向前推进，两者的合力作用使胎头沿骨盆轴下段向下向前的方向转向前，胎头枕骨下部达耻骨联合下缘时，以耻骨弓为支点，使胎头逐渐仰伸，胎头的顶额面、口颏相继娩出。

6. 复位及外旋转：复位：胎头娩出后，胎儿头枕部向左旋转45°，恢复胎头与胎肩的垂直关系。外旋转：胎肩在盆腔内继续下降，前（右）肩向前向中线旋转，胎儿双肩径转成与骨盆出口前后径相一致的方向，胎头枕部需在外继续向左旋转45°，以保持胎头与胎肩的垂直关系。

7. 胎肩及胎儿娩出：胎头完成外旋转后，胎儿前（右）肩在耻骨弓下娩出，随即后（左）肩从会阴前缘娩出，胎儿双肩娩出后，胎体及下肢随之也完成分娩全过程。

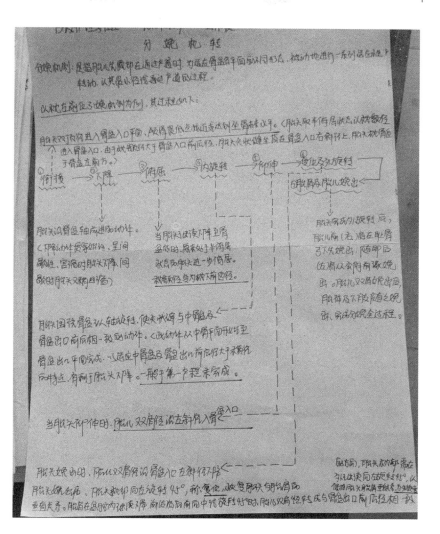

妇产科实训（五）
——分娩机制

131540120
张鱼艳

概念：分娩机制是指胎儿先露部随着骨盆各平面的不同形态，被动地进行一系列适应性转动，以最小径线通过产道的全过程。临床最常见，以枕左前为多见。

分娩机制：（枕左前位）

衔接：胎头双顶径进入骨盆入口平面，胎头最低点接近或达到坐骨棘水平。
胎头以枕额径衔入盆，经产妇临产1～2周内完成。

下降：胎头沿骨盆轴前进的动作，临床上观察胎头下降程度作为判断产程的重要标志。

俯屈：胎头下降至骨盆底时由胎头衔接时的枕额径变为枕下前囟径，以适应产道。
是肛提肌和腹直肌时肌舒宫缩的合力完成。

内旋转：胎头围绕骨盆纵轴旋转，使矢状缝与中骨盆及骨盆出口前后径相一致。
从中骨盆平面开始到骨盆出口平面。一般于第一产程末完成。

仰伸：内旋转完成后，衔接的胎头在下降刺激肛门外口，宫缩和腹压及肛提肌收缩力二者合力使胎头向前。胎头枕骨下部达耻骨联合下缘时，以耻骨为支点，胎头逐渐仰伸。胎头仰伸时，胎头双顶径通至斜径进入骨盆入口。

复位与外旋转：胎头娩出后，胎头枕部向左旋转45°为复位。胎头与胎肩垂直的关系使胎肩在盆腔内继续下降，前肩向前向中线旋转45°。胎儿双肩径转成与骨盆出口前后径一致的方向，胎头枕部在外继续向左旋转45°。

胎肩及胎儿娩出：胎头完成外旋转后，胎儿前肩在耻骨弓下先娩出，随即后肩从会阴前缘娩出，双肩娩出后，胎体各下肢依次娩出。

注：分娩机制连续进行的。

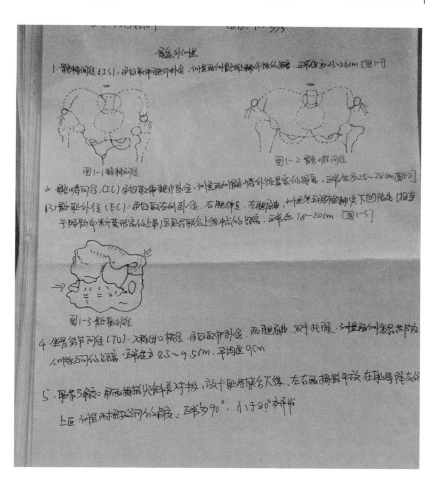

骨盆外测量

1. 髂棘间径（IS）：孕妇取伸腿仰卧位，测量两侧髂前上棘外缘的距离，正常值为23～26cm（图1-1）

图1-1 髂棘间径

图1-2 髂嵴间径

2. 髂嵴间径（IC）：孕妇取伸腿仰卧位，测量两侧髂嵴外缘最宽的距离，正常值为25～28cm（图1-2）

3. 骶耻外径（EC）：孕妇取左侧卧位，右腿伸直，左腿屈曲，测量第五腰椎棘突下凹陷处（相当于米氏菱形窝上角）至耻骨联合上缘中点的距离，正常值18～20cm（图1-3）

图1-3 骶耻外径

4. 坐骨结节间径（TO）：又称出口横径，孕妇取仰卧位，两腿屈曲，双手抱膝，测量两侧坐骨结节内侧缘的距离，正常值为8.5～9.5cm，平均值9cm

5. 耻骨弓角度：用两拇指指尖斜着对拢，放于耻骨联合下缘，左右两拇指平放在耻骨降支上，测量两拇指间的角度，正常为90°。小于80°为异常。

（平顶山学院医学院　刘志平）

第四章

"基础护理技术"对分课堂指南

依据课程要求，"基础护理技术"的教学目标是培养适应现代社会需要和卫生事业发展需要的，具有较系统的护理专业知识和较熟练的护理操作技能的实用型高级护理专业人才；同时增强其自主学习能力、创新能力、分析解决问题能力等综合能力，增强其专业竞争力，使其毕业后能较好地从事临床护理和护理管理工作。目前，"基础护理技术"在教学上大多采用以教师讲授为主、学生被动接受知识的教学模式，学生学习的积极性欠佳，教学效果有限。2015年9月，上海复旦大学心理学系张学新教授在学校进行了对于高等院校课堂教学模式"对分课堂"的培训。对分课堂将教师和学生从传统教与学方式中解脱出来，在教师引领课堂教学的同时，将一部分时间交给学生，极大地调动了学生参与课堂学习的积极性，教学效果好。对当前高等教育教学环境来说，对分课堂是一种较理想的教学模式。自聆听张学新教授的对分课堂培训以来，笔者在"基础护理技术"的理论与实践的教学中均采用了对分课堂教学模式，取得了良好的效果。

本章主要介绍了"基础护理技术"的课程要求与特点，提供笔者在本课程中实施对分课堂教学的案例，分享教学效果；同时进行教学反思，不断充实和完善适合本课程的教学方法，以期取得较好的教学效果。

第一节 "基础护理技术"课程简介及学情分析

一、课程特点

"基础护理技术"是一门以自然科学与社会科学为理论基础,研究有关预防保健和治疗疾病及康复过程中的护理理论、知识、技术及其发展规律的综合性应用科学,是医学科学中的一门独立学科。其实践范畴分为临床护理、护理教育、护理管理、护理科研等;主要涵盖的课程包括人体解剖学、生理学、病理学、病理生理学、护理心理学、药理学、健康评估、护理学基础(包含护理学导论)、内科护理学、外科护理学、儿科护理学、妇产科护理学等。"基础护理技术"的目标是培养学生具有相关的人文社会科学知识和医学基础、预防保健的基本理论知识,以及护理学的基本理论、基本知识和临床护理技能,能对服务对象实施整体护理及社区健康服务的基本能力。

"基础护理技术"是一门理论与实践并重的学科,是护理学的主干课程,通过对该课程的学习,要求学生能在现代护理观的指导下,以护理学理论知识为基础,应用各项护理基本操作技能,融合人文素养等知识,为人的健康服务。

"基础护理技术"是护理专业学生临床阶段的专业课程,课程安排开设于护理专科一年级(第二学期和第三学期),是一门专业主干必修课程,理论与实践的学时比例为1:1,考核方式为理论考试和技能考试。

二、学情分析

平顶山学院是一所经教育部批准、由河南省人民政府主办的综合性全日制普通本科院校。学院护理专业的学生有本科和专科两个层次，护理专业学生培养目标为：培养拥护党的基本路线，德、智、体、美全面发展，具有良好职业道德，基础理论扎实，临床实践能力强，能在各级医院、医疗卫生保健服务机构从事临床护理、社区护理和健康保健的应用型护理专门人才。

参加"基础护理技术"理论课对分课程的学生为平顶山学院医学院 2014 级护理专业 3 班、4 班的专科生，学生人数分别为 65 人、64 人。学生均经历过高考，对"基础护理技术"的学习态度较好，有 20%左右的学生有较好的自主学习能力，10%的学生自主学习能力较差，其他学生属于在教师的要求下，能够配合完成学习任务的群体。在这个群体中学生已经习惯了传统的"教师讲，学生学"的教学模式，较少有自己主动参与学习的情况。

参加"基础护理技术"实训课对分课堂的学生为平顶山学院医学院 2014 级护理专业 1 班、2 班、3 班、4 班各一个实训室的专科学生，每个实训室为 20～22 人。学生对学习"护理学基础"实训课程的态度较好，进行护理实践操作的积极性也较高，有 65%左右的学生有较好的自主学习能力，10%的学生自主学习能力较差，但是大部分学生已经习惯了教师先示教、学生后练习的被动教学模式。

三、教学目标

通过学习使护生在接触护理专业的初期能明确护理专业的性质和特点，以及自己即将履行的专业角色和功能，同时树立以人为本的护理理念，为全面提高护生的基本专业素质奠定良好的理论基础。让学生通过学习和应用基础护理技术的理论知识和操作技术来满足患者需求，让患者身心处于最佳状态。同时，通过教学活动及护理实践中与"模拟患者"的交往，帮助学生灵活应用沟通技巧，提高人际沟通能力，为临床护理工作提供良好的氛围。

四、学情分析

　　学生刚刚经历过重压力的高考,进入高校后他们希望能有一个轻松的学习和生活环境,在学校里他们学习目的比较明确,学习态度比较端正,求知欲强,对什么都感兴趣,希望自己什么都会,以便毕业后踏入社会能有一个好的出路。但是在实际学习过程中,他们的学习意志比较薄弱,自觉性不强,依赖性较强,分析能力、鉴别能力较差。根据学生的这些特点,应选择合适的教学方法,利用他们的优点,激起他们课堂学习的兴趣,使其产生学习欲望,使学生能在课堂上拥有主动权,能学有所思,学有所得,以提高他们的学习效果。

第二节 "基础护理技术"对分课堂 教学课例

一、体温的观察与护理

　　教学班级:平顶山学院医学院 2014 级护理 3 班、4 班(专科),学生人数分别为 65 人、64 人。

　　使用教材:人民卫生出版社出版的《基础护理技术(第 3 版)》,主编为熊云新、叶国英。

【学习目标】

1)掌握正确测量患者体温的操作方法。

2)掌握体温过高患者的护理措施。

3)熟悉患者体温的正确评估。

4)了解正常体温的生理变化。

【课堂概况】

按照对分课堂的基本模式,采用讲授与讨论隔次进行即隔堂对分的形式。在促进知识内化吸收环节，主要利用临床案例来激发学生自主学习的兴趣；再通过学生讨论，展示学习成果，教师总结，最后由教师讲授新课，进入下一次对分教学环节。实施步骤如下。

1. 讲授

教师先用一节课（50分钟）的时间将有关体温的重点内容进行讲授，课后给学生布置作业。

2. 学生进行内化吸收

学生利用课余时间，充分使用互联网等学习资源对所学知识进行内化吸收，并请学生在下次上课的第 1 学时对思考题做讨论分析、汇报。

3. 教师展示案例、分组讨论

在对分课堂上先给学生们展示前一次课布置的案例（5分钟），然后让学生分组讨论（以小组为单位，每组约为 8 个人，讨论 15 分钟）。在这期间老师应注意倾听学生学习讨论的内容，观察学生关注的重点在哪里、学生有疑问的地方在哪里。

4. 成果分享

让学生分享彼此有价值的学习体验（25分钟），为了能最大限度地发挥学生学习的主观能动性，在讨论环节引用"亮考帮"，分别为：①"你最大的收获是什么？"②"你认为自己最得意的地方是哪些？你最想挑战的学生是谁？"③"你最大的困惑是什么？你最想求助的人是谁?"在这个环节需要每组学生选派一名代表，展示本组学生的讨论成果。结果发现有关体温测量方法的问题，如口腔温度、直肠温度、腋窝温度的测量部位、时间等，学生通过彼此分享自己就可以解决。而较难的问题集中在了临床患者不同发热程度的处理方法上，大家各抒己见，分享自己的见解，使大家在快乐、和谐的气氛中完成了这节课既定的目标。最后大家的问题集中为高热患者如何进行降温？因为我们还没有学习物理降温的方法，所以对于学生能提出这样的困惑，笔者感到很欣慰，说明他们切实地融入学习过程中，而不同于以往的被动学习接受知识。

5. 教师总结（5分钟）

最后在课堂总结过程中学生对自己这节课所学知识做总结，笔者对学生的讨论反馈做一补充，强调这节课的重点和难点内容，加深学生学习的印象。

6. 讲授新课

进入下一次对分课堂环节。

【教学实施步骤】

1. 讲授（50分钟）

讲授分为理论讲授、布置作业两个环节。

（1）理论讲授

理论讲授体温的观察与护理的内容框架、基本概念、重点、难点。

1）体温的内容框架：体温的内容框架包括三个模块，即正常体温及生理变化、异常体温的评估及护理、体温的测量。

2）基本概念：体温、体温过高、体温过低的概念。

3）教学重点：体温的测量方法；异常体温的护理措施。

4）教学难点：异常体温的护理措施；热型的划分。

（2）布置作业

让学生围绕学习目标，以教材为基础，以异常体温的评定标准及护理措施为内容，分析案例，完成作业。

【作业】

1. 体温的测量方法及注意事项？

2. 案例分析

1）患者，男性，60岁，因"反复咳嗽喘10余年加重1天"来院就诊，既往有"慢性支气管炎"病史，拟"慢性支气管炎急性发作"收住入院，入院时神志清醒，步入病房，责任护士安置好床位并向患者做完入院宣教，按入院护理常规测量生命体征。护士应如何为患者测量体温？

2）患者，女性，46 岁，因"发热 2 天"来院就诊，医嘱予布洛芬两片口服，温水擦浴，并嘱其饮水，半小时后患者出汗较多，医嘱予复测生命体征。护士应如何护理患者？

3）患者，男性，23 岁，发热 3 天，体温持续在 39.1～39.8℃，以"发热待查"于上午 9 时入院。查体：体温 39.6℃，脉搏 110 次/分，呼吸 26 次/分，血压 120/76mmHg，患者神志清楚，面色潮红，口唇干裂，食欲差。请问：

①该患者的发热情况属于何种热型？

②针对此情况护士该采取哪些护理措施？

2. 讨论—隔堂讨论（50 分钟）

讨论分五个环节：问题展示、小组讨论、教师抽查、自由提问、教师总结。备注：请班长课前检查并记录学生出勤情况，课中记录小组发言学生的名字，讨论课结束时收集作业并交于老师。

（1）小组讨论（10～15 分钟）

8～9 个人一组，进行小组讨论（图 4-1～图 4-3），班级共有 8 个小组；要求学生上课前必须完成作业，小组讨论时间不能用来补作业，以免耽误讨论进展。

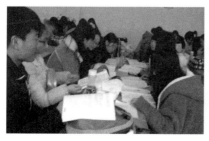

图 4-1　学生讨论 1

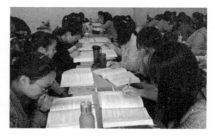

图 4-2　学生讨论 2

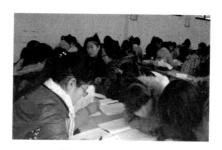

图 4-3　学生讨论 3

（2）教师抽查（15～20 分钟）

鼓励小组自觉派代表发言，也可由教师抽点，一般抽查 5～6 个小组，每组随机抽人。要求抽到的学生到讲台上面对全班发言（图4-4），代表小组发言，表述自己小组讨论的精华，或提出小组感到疑惑的问题，进行"亮考帮"环节的展示。对于"帮帮我"环节的问题可以由提出者邀请其他小组学生来回答或抽点学生来回答。对学生提出的问题，如果没有学生能回答，通过举手表决来判断班里学生对于该问题的认知状况，如果大部分学生都很困惑，属于共性的问题，就由教师进行解答。

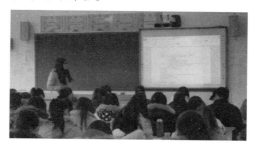

图 4-4　学生汇报

第一小组学生对案例 3 进行分析：首先从案例上可以看出该患者的热型属于稽留热；对于该患者应该采取以下护理措施：①降温：给予患者物理降温或药物降温。②密切观察患者病情：每 4 小时测量体温 1 次，绘制在体温单上，并注意观察患者降温的效果，以及患者呼吸、血压等伴随症状。③补充营养和水分：给予患者营养丰富、易消化流质、半流质的饮食，要求低脂肪、高蛋白、高维生；鼓励患者多饮水。④给予患者口腔护理，预防感染。⑤皮肤护理：患者在退热期会大量出汗，应及时给患者更换衣服和床单，以保持皮肤清洁、舒适，并防止受凉。⑥卧床休息：为患者提供舒适的休息环境，以减少体力消耗。⑦安全护理：患者高热时易出现躁动不安等情绪，应加强安全防护，必要时使用保护工具。⑧心理护理：护士应了解患者的心理状况，并及时给予心理护理。

第一小组学生的困惑：这个患者会是一个什么样的患者？

第四小组同学对案例 1 进行分析：该护士为该患者测量体温应该采用腋温法，因为该患者是"慢性支气管炎急性发作"，患者极度呼吸困难，肯定不能采用口温测量法，而对于直肠温度的测量也不是很方便，所以只能采用腋温测量法。

第四小组学生的困惑：目前案例里未涉及的内容，这样的患者入院后护士应该给予患者安置何种体位呢？

第六小组学生：这样的患者在哮喘急性发作时应该给患者安置端坐位，这样能够缓解患者呼吸困难的状况。

第五小组学生对案例 2 进行分析：从案例上的内容可以看出在患者温水拭浴后有大量出汗的状况，护士要及时给患者更换清洁衣服，保持床单整洁、舒适。还要注意给患者补充营养和水分，给予患者营养丰富、易消化清淡的流质、半流质饮食。

第五小组学生的困惑：布洛芬是一种具有什么作用的药物呢？

第七小组学生：布洛芬具有抗炎、镇痛、解热作用。

教师补充：布洛芬也是世界卫生组织、美国食品药品管理局（FDA）推荐的可以适用于儿童退烧的药物，是公认的儿童首选抗炎药。

第五小组学生的困惑：温水拭浴和人们平常的洗澡有区别吗？

第二小组学生：应该不一样吧！我们平常洗澡时水淋在身上感觉热，应该是高于机体温度的；而温水拭浴水温应该较低才能降温吧！

教师解答：温水擦浴，是适用于高热患者的一种物理降温方法，是和乙醇拭浴一样属于全身用冷的方法。在给患者使用温水拭浴时应采用的温水的温度是 32～34℃，水温略低于患者皮肤温度的温水，可以使机体的热量通过传导发散；皮肤接受冷刺激后初期血管收缩，继之扩张，加之拭浴时按摩的手法可以刺激血管被动扩张，可以更好地促进散热，达到降温的目的。护士给患者采取降温措施后半小时要给患者测量体温，以观察降温效果。

第八小组学生：那我们来说说测量体温的方法和注意事项吧！

测量体温的方法有以下三种：①测口温法；②测腋温法；③测肛温法。在这三种测量方法中每种方法的适用范围、测量部位、测量时间、检视读数、测量后对患者病情的判断，以及使用后体温计的处理方法都有所不同。测量口腔温度时测量部位在舌下热窝，测量时间为 3 分钟；测量腋温时部位在患者腋窝，测量时间为 10 分钟；测量肛温时先润滑肛表前端，将肛表插入肛门 3～4cm，测量时间为 3 分钟。最后要注意的是在这三种测量方法中分别使用的是口表、腋表和肛表。

第八小组学生的困惑：为什么在咱们这儿的医院里基本都是用口表测量的腋窝温度，这样会影响结果的判断吗？

第二小组学生：这应该影响不大吧！在咱们国家医院基本都是用口表测量的腋温，是不是主要考虑它没有接触患者机体内部，操作比较方便。因为我曾经看到过护士给一个患者测量过腋温后，甩了甩体温计，就直接给另外的患者使用了，是不是因为医院都比较忙，患者较多，这样做的话可以省去消毒环节，危害也不至于太大。

第四小组学生：我们感觉应该有影响，毕竟不是按照正规操作来做的，肯定会有影响的。

教师解答：口表和腋表是有区别的，但都属于玻璃汞柱式体温计，作用机理相同。若确实是用口表测量腋温，需要特别注明，以供临床医生和护士参考。

第四小组学生：为什么要给予高热患者易消化的流质或半流质饮食？

第三小组学生：因为高热时患者口腔黏膜干燥，食欲下降，消化功能降低吧！

第二小组学生：因为高热患者新陈代谢增加，机体消耗多，所以需要补充营养丰富的食物。

教师解答：由于高热时，患者迷走神经兴奋性降低，使胃肠蠕动减弱，消化液分泌减少，影响消化和吸收；再加上患者分解代谢加强，能量消耗增多，易导致机体营养不良，所以应该给予患者营养丰富的易消化的流质或半流质饮食。

第五小组学生：为什么人在情绪激动时，会感觉到机体燥热？

第一小组学生：因为机体产热增加吧！

教师解答：人在情绪激动、精神紧张时，可使交感神经兴奋，促使肾上腺素和甲状腺素释放，加快代谢速度，增加产热量，使机体体温升高。

教师总结：通过学习，能运用所学知识判断体温正常与否，并能制定相应的护理措施；能正确测量和记录体温。

问题：

1）怎样发现一种方法能准确测量机体内部的温度呢？

2）我们测量体温时可以在手掌心里测量吗？因为看起来测量手心和测量腋窝差不多。

3）在体温上升期，患者出现寒战时，不给予保暖，给予降温，可以使体温不升高吗？

4）为什么流行性感冒患者发热时出现的热型是不规则热？

5）为什么疟疾患者发热时出现的热型是不规则热的？

6）高热患者测量体温的频率为什么是4小时一次？

7）为什么在高热期患者会出现颜面潮红、心跳加快？

8）机体无论在什么环境下都会散热吗？

9）临床上通过绘制的体温曲线可以做出疾病诊断吗？

10）临床患者一旦出现发热，都可以采用降温措施吗？

二、青霉素皮试液的配置

1. 教学班级

平顶山学院医学院2014级护理1、2、3、4班（专科），学生人数分别为 21 人、22 人、22 人、23 人。

2. 使用教材

人民卫生出版社出版的《基础护理技术（第 3 版）》，主编为熊云新、叶国英。

【学习目标】

1）掌握青霉素皮试液配置的操作方法。

2）掌握先锋霉素皮试液配置的操作方法。

3）熟悉青霉素皮试的方法及结果判断。

4）熟悉过敏性休克的急救措施。

【课堂概况】

1. 教师讲授

首先，教师先用 5 分钟的时间给大家讲授本次实训课的目标：在理论课的基础上，学会青霉素皮试液的配置方法。

2. 学生分组讨论、实训 15 分钟

学生 4～5 人一组，共分为 4 组，以理论课上布置的作业"如何将 80 万 U 的青霉素配制成 1ml 含有 200U 的皮试液？"为导向，小组成员之间独立学习、合作讨论、模拟演示相结合探讨青霉素皮试液的配置的实训操作方法。

3. 分享成果

将青霉素皮试液的配置方法分为四个步骤，各组分段演示自己最拿手的操作过程（25 分钟）。引入"亮考帮"环节，把青霉素皮试液的配置过程分为按医嘱备药、大安瓿药物抽吸方法、青霉素密封瓶内药物溶解的过程、药物稀释过程及稀释的理论换算过程四个部分，四个小组协商选择自己最拿手的部分进行分段演示操作，在操作过程中，全体学生参与点评，正确的操作给予肯定和鼓励，错误的操作及时给予纠正。在这个过程中，学生们通过演示、实时反馈，对自己掌握的大安瓿类和密封瓶类药物的抽吸方法进行校正、强化，明白了溶解和稀释是两个完全不同的过程，知道了每次稀释的过程中青霉素的溶质是不发生变化的，但浓度被稀释了。此阶段将本次课的理论基础进行了巩固。

4. 学生总结，教师总结，演示 10 分钟

学生整理出自己有关青霉素皮试液配置方法中已经掌握的理论、技能和自己未完善的地方；教师点评学生中存在的问题，并进行整体过程演示，在演示的过程中简单内容教师做，学生说；重点、难点内容教师突出讲授、演示，让学生在此过程中也能针对前期在小组模拟演示中出现的问题找到解决问题的方法，做到有目的地学习。不像以往上实训课时，教师示教在前，学生练习在后，教师边做边说，照顾到每一个细节，学生看教师做示教的时候，感觉很简单，但轮到自己练习的时候总是出现无所适从、一片茫然、眼高手低的感觉，影响他们的练习效果。在学生对青霉素皮试液配置方法进行强化练习后，让学生尝试进行先锋霉素皮试液的配置。学生现用现学现练，参与的热情极高，取得了良好的学习效果。

5. 学生练习，教师巡视，及时纠正（40 分钟）

接下来，学生分组练习，两人一组，进行操练，在此过程中教师随时进行纠错解惑。

6. 教师总结（5 分钟）

针对练习中出现的问题，做出总结并提出要求，布置下节课的预习内容，以青霉素、先锋霉素为例，预习破伤风抗毒素、链霉素等药物皮试液的配置方法及结果判断。

【教学实施步骤】

1. 讲授

（1）理论讲授

讲授本次实训课的学习目标及思考题："如何将 80 万 U 的青霉素配制成 1ml 含有 200U 的皮试液？"

1）青霉素皮试液配置的操作流程：操作前准备；检查核对；配置原液；配置皮试液；整理用物。

2）教学重点：青霉素皮试液的配置方法；先锋霉素皮试液的配置方法。

3）教学难点：青霉素皮试液浓度的换算；先锋霉素皮试液浓度的换算。

（2）布置作业

让学生围绕学习目标，以教材为基础，以青霉素、先锋霉素为例，预习破伤风抗毒素、链霉素等药物皮试液的配置方法，以及皮试结果的判断方法。

2. 讨论

（1）学生分组讨论，进行模拟演示

学生约为5人一组，共分为4组，针对上次课布置的作业进行讨论，并模拟演示，进行资源共享（图4-5～图4-7）。

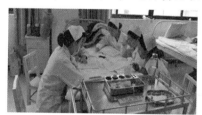 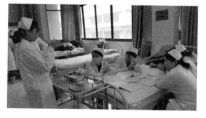

图4-5 学生讨论　　　图4-6 学生小组内进行模拟演示

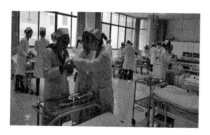

图4-7 学生小组内进行模拟演示

（2）展示成果

模拟演示之后的资源共享：在"亮考帮"环节，要求学生们在观看小组代表演示操作时及时进行纠错，吸取其他小组的优点，大家共同完成本次课的学习目标（图4-8～图4-12）。

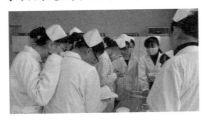 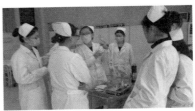

图4-8　学生的"亮闪闪"　　　　图4-9　学生的"考考你"

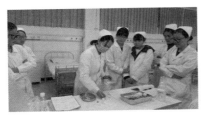 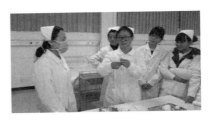

图4-10　亮闪闪：我最得意的地方　　图4-11　帮帮我：帮我解决问题1

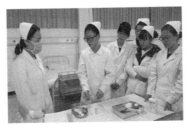

图4-12　"帮帮我"：帮我解决问题2

一小组率先展示第一步骤：用物准备，核对医嘱，检查药物。

小组代表将用物备好：无菌注射盘里放置了注射卡、5ml和1ml注射器各一支、砂轮、无菌棉签、安尔碘溶液、75%乙醇、80万U

青霉素和 0.9%氯化钠 10ml 各一支、弯盘、快速手消毒液、利器盒,口述需要时备医疗垃圾桶和生活垃圾桶。

学生甲:你们的用物准备不齐全,没有准备急救药物 0.1%盐酸肾上腺素和 2ml 注射器。

学生乙:你们准备的用物里多了安尔碘溶液。

(这时在教室里引起了一股小的骚动,大家在争论用不用准备安尔碘溶液。)

学生丙:这个操作不用准备安尔碘溶液,因为在做过敏试验时用含碘的消毒剂进行消毒,容易引起假阳性反应,老师上次讲课时讲过的。

针对学生丙所述,有人同意,有人不同意,此时学生们不约而同地翻看教科书,经过一番争论和求证,牢记了知识点的内容。

接下来小组代表进行洗手演示,她在 18 秒内完成了七步洗手法,而且每个步骤都很规范,得到了学生们的一片赞叹。

小组代表戴口罩,开始操作:核对注射卡,检查药物。

学生丁:你核对注射卡时忘记说床号了,万一遇见重名的患者,做错了皮试,后果多可怕啊!

学生戊:她在检查青霉素时没有看粉剂有没有凝块。

学生己:她在检查氯化钠溶液时未口述溶液的剂量。

小组代表不好意思地笑了,说:"不好意思,我有些紧张,站在这里向大家展示与在我们自己床单元进行操作的感觉真心地不一样啊!"

大家都深有同感啊!所以大家都要踊跃尝试,锻炼自己的心理素质啊!

第二小组学生代表演示:启开密封瓶、抽吸 4ml 生理盐水。

学生庚:她消毒密封瓶的手法不对,不是逆时针,应该是顺时针消毒;而且应该以中点为中心,螺旋式向外,中间不能有缝隙,她的中间有缝隙了。

学生辛:抽吸生理盐水时她用拇指和食指夹着安瓿是对的,但是她让针栓进到安瓿里面了,违反了无菌操作原则。

学生壬：她在抽吸生理盐水后进行排气的时候，右手握住活塞轴了，而右手只能握活塞柄，这样违反了无菌操作原则。

第二小组代表说：你能给我演示一下吗？

学生壬不好意思地说：我能看出来你做得不对，但是我也做不好。看看咱同学中谁能做得比较好，让她给咱演示吧！

"那我来试试吧！"说着癸同学接过注射器给大家演示了排气方法。很正确噢！赢得了学生们的一片掌声。

第三小组学生代表：溶解青霉素，抽取 0.1ml 青霉素溶液。

子同学：她在抽取 0.1ml 青霉素时抽的太少了，以至于她排气后药量不够，又要再去抽取，再排气，很浪费时间。

学生丑：她在溶解青霉素后，忘记消毒密封瓶了。因为她在溶解的时候跨越了无菌区，所以需要重新消毒。

学生丙：她抽取 0.1ml 青霉素溶液，排气后仍然有少量气泡，会导致配置的皮试液浓度不准确。

第四小组学生代表："三抽两推"配置青霉素皮试液。

学生寅问：（在小组代表进行第二次稀释后问四小组学生代表）"你现在 1ml 注射器里的溶液里含有多少青霉素？"

学生代表想了一会儿说：含有 2000U 的青霉素。

学生卯：尽管反应时间有点长，但是是正确的，说明真的理解了配置方法，很棒噢！

学生辰：在你开始进行第一次抽取生理盐水稀释的时候，你的注射器里就有气泡了，之后这个气泡就越来越多了！那应该是你在抽取生理盐水的时候没有把针尖斜面放入到液面以下造成的。

学生代表：你能给我演示一遍吗？安瓿类抽药，我确实掌握得不好！

学生巳：你在操作后忘记核对了，这很重要啊！

学生午：另外操作后，也应该清理用物洗手噢！

3. 教师总结

小组讨论、演示结束后，教师总结青霉素皮试液的配置过程（用

80万U的青霉素配置1ml含有200U的皮试液），教师对一些细节又重新进行了强化和演示。例如，操作时核对三次具体时间；密封瓶和安瓿类药物的抽吸方法；皮试液配置过程中浓度的变化；如何配置1ml含有500U的青霉素皮试液等。最后让大家思考并练习先锋霉素皮试液的配置方法。

4. 学生分组练习

学生两人一组，轮流练习，不论是自己操作还是看同桌操作，都能更深入地强化自身的优点，纠正不足。

5. 教师总结学习内容，布置预习

教师总结在巡视过程中发现的问题，总结本次课的学习内容，并布置预习。

问题：

1）配置青霉素原液（溶解青霉素）时，不抽取4ml生理盐水，抽取2ml生理盐水，用四抽三推的方法配置成1ml含有200U或500U的皮试液应该也可以吧？

2）若青霉素是160万U的，配置原液时不论是用4ml的生理盐水溶解还是用2ml的生理盐水溶解，只要按照换算配置成所要求的皮试液应该都可以吧？

3）在为患者做皮试时，若患者对酒精过敏，用什么进行皮肤消毒呢？

4）在进行皮试液配置过程中，用1ml注射器抽取生理盐水时若不小心进入了空气，怎么办呢？

5）配置青霉素皮试液只使用了原液很少的一部分，剩下的药液怎么办呢？

6）在配置皮试液的过程中也需要执行三查七对吗？

7）在配置皮试液的过程中三次查对都体现在哪里？

8）在给患者做皮试时需要一直守护在患者身边吗？

三、洗胃法

洗胃法课程的授课采用的是当堂对分。洗胃法属于危重患者的急救技术之一，考虑到洗胃法和前面学习过的鼻饲法某些内容比较相似，再加上实验室自动洗胃机的数量有限，学生不再单独进行洗胃的操作练习，我们按照理论加示教的形式进行授课。

【课堂概况】

1. 讲授

首先，教师先用 5 分钟的时间给大家讲授本次课的学习目标：掌握洗胃的目的、方法；洗胃的注意事项；洗胃常用的拮抗溶液；能用自动洗胃机进行洗胃。之后，教师向学生展示案例，激发学生对本章节内容学习的兴趣。

患者，女性，35 岁，与家人争吵后服用大量巴比妥钠，神志不清，急送医院，需立即进行洗胃。

问题：

1）护士应为患者安置的正确体位是（　　）
    A. 仰卧位　　　　　　　　　B. 左侧卧位
    C. 右侧卧位　　　　　　　　D. 休克卧位
    E. 头低足高位

2）护士为该患者洗胃时宜选用的灌洗溶液与导泻剂是（　　）
    A. 4%碳酸氢钠，硫酸钠　　　B. 0.9%氯化钠，硫酸镁
    C. 0.1%硫酸铜，硫酸钠　　　D. 温开水，硫酸镁
    E. 1：15 000 高锰酸钾，硫酸钠

3）为患者洗胃时插管的长度及洗胃液的温度分别为（　　）
    A. 15～25cm，20～25℃　　B. 25～35cm，20～25℃
    C. 35～45cm，25～38℃　　D. 45～55cm，25～38℃
    E. 55～65cm，38～41℃

4）洗胃时每次灌入溶液量为（　　）
    A. 100～200ml　　　　　　B. 200～300ml

C. 300～500ml D. 500～700ml
E. 700～800ml

2. 学生自学，分组讨论（15分钟）

学生5人一组，共分为4组，小组成员之间独立学习，合作讨论、知识分享探讨洗胃法的要点、各种洗胃法的异同点及有疑惑的内容。

3. 学生各组讨论成果并展示（20分钟），引入"亮考帮"环节

各组列出学习过程中自己感受最深、最重要的内容，至少1条，多则不限；"考考你"列出自己弄懂了，但是觉得别人可能存在困惑的地方，用来挑战别人，至少1个，多则不限；"帮帮我"列出自己不懂，需要求助别人的问题，至少1个，多则不限。在这个过程中，学生把独立学习的成果进行了展示和分享，并相互解决了难题。同学之间相互监督和鼓励，不仅收获了知识，而且还学会了如何寻求别人的帮助和帮助别人。

4. 师生总结（5分钟）

师生共同总结经过"亮考帮"环节后未解决的问题。

5. 教师讲授（30分钟）

重点讲授学生有疑问的内容。对于学生之间已经解决的问题不再进行讲解，将学生经过"亮考帮"环节中没有解决的问题带到教师接下来的讲授中，让学生带着问题听课，最后这些问题由师生共同解决。在这个环节中，教师主要用演示法讲授了漏斗胃管洗胃法、自动洗胃机洗胃法、洗胃的注意事项，以及洗胃常用的灌洗溶液等内容。

6. 学生反馈，教师总结（5分钟）

教师讲授后，通过案例检测学生对有疑问问题的理解程度，必要时再次进行强化。

7. 学生模拟练习演示（10分钟）

让学生亲自动手操练，体会漏斗胃管洗胃法的原理及自动洗胃机的操作流程。教师针对学生练习中出现的问题进行解答。

8. 教师总结（5分钟）

教师总结本节课的要点。

【实施步骤】

1. 讲授

（1）理论讲授

1）洗胃法的内容框架：洗胃法的概念；洗胃法的目的；洗胃法的方法；洗胃法的注意事项；常见药物中毒的灌洗液和禁忌药物。

2）基本概念：洗胃法、口服催吐法、胃管洗胃法的概念。

3）教学重点：胃管洗胃法的要点；洗胃法的注意事项；洗胃时常用的灌洗溶液。

4）教学难点：漏斗胃管洗胃法；常见药物中毒的灌洗液和禁忌药物。

（2）布置作业

让学生围绕学习目标，以教材为基础，掌握洗胃的目的、方法；洗胃的注意事项；洗胃常用的拮抗溶液；能按照正确的操作步骤使用自动洗胃机。

2. 讨论

学生分组讨论15分钟，教师巡视，观察各小组的思维动态。学生约5人一组，共分为4组，小组成员之间独立学习，合作讨论、知识分享探讨有关洗胃法的内容。

3. 成果展示（20分钟），引入"亮考帮"环节

1）一小组学生代表：我们认为最重要的内容是洗胃的目的，因为只有知道了洗胃的目的，才能判断在什么情况下需要进行洗胃。

洗胃的目的可以简单描述为解毒；减轻胃黏膜水肿；为某些手术或检查做准备。

我们不明白的是鼻饲时给予患者的鼻饲液的温度是39～41℃，为什么给患者洗胃时洗胃液的温度是25～38℃，谁能帮我们解答，万分感谢！

学生甲：患者中毒的时候都比较难受，洗胃液的温度低点，患者应该比较舒服吧！

学生乙：温度低了，血管收缩，血流速度减慢，应该可以延缓毒素的吸收，减轻患者的中毒症状吧！

学生丙：温度高了，会损伤胃黏膜吧！

学生丁：鼻饲液的温度只比正常体温高一点儿，和我们平常饮食的温度差不多，应该不会吧！

实训室里大家议论纷纷……

教师解答：乙同学说的是有道理的，确实是在给患者洗胃时选择稍低温度的洗胃液，可以减缓毒素的吸收速度。若温度高的话，血管扩张，血流速度加快，会加重患者的中毒症状。

2）第二小组学生代表：我们认为最重要的应该是洗胃的方法，若根据患者的病情需要给患者洗胃，却不知道怎么做，那不是贻误治疗或抢救的时机吗？所以我们认为最起码应该掌握至少一种洗胃方法，可以的话应该都会进行操作。

但是，课本上的洗胃方法有好几种，目前我们能分清楚的就是口服催吐法，对于电动吸引器洗胃法能有点大概的概念，和吸痰法的原理一样。但对于注洗器洗胃、自动洗胃机洗胃和漏斗胃管洗胃法不是很清楚。那三小组的同学能不能给我们解释至少一种呢？

第二小组向三小组提出了挑战。

第三小组学生代表：那我们解释电动吸引器洗胃法吧！它就是用负压原理将胃里的内容物抽出来的。至于怎么将灌洗溶液灌进去的，看书上的图片可以知道好像和输液的原理很像。中间连接的结构我们也没有太明白是怎么回事？其他同学知道吗？

学生们议论纷纷，但没有人能说清楚。

教师解答：输液管与 Y 形管主干连接，吸引器储液瓶的引流管、洗胃管末端分别与 Y 形管的两分支连接。将灌洗液倒入储液瓶内，夹闭输液管，使储液瓶和胃管相通，开动吸引器，抽出胃内容物；夹闭引流管，松开输液管，使其与胃管相通，可向胃内灌入所需灌洗溶液。如此循环，直至完成洗胃工作。

3) 第三小组代表：我们感觉最重要的是洗胃时插入胃管的方法。因为在洗胃的方法中种类较多的是胃管洗胃法，说明这种方法在临床上使用很广泛。仍然可以采用"一卧、二铺、三清孔，四量、五润、六插管，七查、八固"的流程进行。但我们不明白的是为什么中毒较重的患者要采取左侧卧位，不能采用坐位或半坐卧位吗？

学生戊：因为胃在左边，比较容易操作。

学生己：因为左侧卧位可以使毒物局限于胃大弯的最低点，减少接触面积，减轻毒物吸收吧！

教师解答：乙同学说得有道理，同时右侧卧位的话，会促进胃排空，加速毒物向十二指肠排空，中毒症状加重。

4) 第四小组学生代表：我们认为最重要的内容应该是洗胃法的注意事项、常见毒物中毒的灌洗溶液和禁忌药物，里面涵盖了洗胃时可能遇到的各种情况，比如，当中毒物性质不明时，应抽出胃内容物送检，以明确毒物性质，洗胃液可选用温开水或生理盐水，待毒物性质明确后，再采用对抗剂洗胃。吞服强酸或强碱等腐蚀性药物时，禁忌洗胃，以免造成穿孔。可按医嘱给予药物解毒或迅速给予物理对抗剂，如牛奶、豆浆、蛋清、米汤等，以保护胃黏膜。在洗胃过程中，我们应密切观察患者的面色、脉搏、呼吸和血压的变化，如患者感到腹痛、吸出血性液体或出现休克征象，应立即停止洗胃，及时报告医生，并配合医生采取相应的急救措施。这对临床护理工作会起到重要的指导作用。

但我们也有一个疑问：为什么给患者洗胃时每次灌入灌洗液的量不能超过 500ml？每次灌入的多点不是可以洗胃洗得快点，毒物被吸收的少点，患者痛苦就会尽快减轻吗？

学生庚：一次灌入太多，患者的胃应该受不了，很难受吧！

学生辛：每次灌入量以 300～500ml 为宜，若灌入量过多，使胃内压升高，液体可从口鼻涌出，有引起窒息的危险；可导致急性胃扩张，使胃内压升高，增加毒物吸收；突然胃扩张可兴奋迷走神经，反射性引起心脏骤停。这个课本上有的。

第四小组学生代表：不好意思，我们只顾想着怎么快点给患者洗胃，减轻患者痛苦了，没太注意细节。

接下来，有学生提出：漏斗胃管洗胃时怎么确定胃管在胃内的方法？可以用注射器抽取胃液吗？

学生壬：可以用注射器抽取。

学生癸：不能用注射器抽取，前面有漏斗，没办法连接注射器吧！

学生子：及时连接注射器，会不会抽了胃液也看不出来，都在橡胶球里呢？

学生丑：能将漏斗末端放在盛有水的治疗碗里，看看有没有气泡溢出吗？

学生寅：能向胃内注入空气听气过水声吗？

大家议论纷纷，没有定论。

教师解答：大家不要着急，大家现在没想明白，主要是因为大家没有看到真实的漏斗胃管是什么样的，一会儿，我再演示漏斗胃管洗胃法时，大家可能就知道答案了。

5）自动洗胃机的按键很多吗？手洗和手冲是什么意思啊？

6）胃管是怎么和自动洗胃机相连的？

7)为什么幽门梗阻患者要用注洗器洗胃？为什么每次灌入量是200ml，不能是 300～500ml 呢？

8）为什么洗胃时准备的灌洗溶液是 10 000～20 000ml 那么多啊？

9）为什么给幽门梗阻患者洗胃要选择在饭后 4～6 小时进行？

10）临床上患者酒精中毒的话，能洗胃吗？若能洗胃的话，应该选择什么方式进行洗胃呢？

11）前段时间新闻上说有人误服汽油，应该如何处理？能进行洗胃吗？若能，应该怎么洗胃呢？

12）注洗器洗胃时用的注洗器是什么样的，和注射器是一个类型吗？

13）吃了有毒的土豆或四季豆能洗胃吗？若能，应该用什么洗胃呢？

14）因为吃河豚不当中毒了，能洗胃吗？若能应该用什么洗胃呢？

4. 师生总结（5分钟）

师生共同总结经过"亮考帮"环节后未解决的问题。有关理论知识的问题基本解决，但一些涉及操作方面的问题，如确定漏斗胃管在胃内的方法到底是如何进行的？自动洗胃机的按键代表的作用是什么？注洗器是怎么使用的？这些问题因为同学们没有看到实物，概念比较模糊，没能及时解决。

5. 教师讲授（30分钟）

教师重点讲授学生有疑问的内容。

1）演示漏斗胃管洗胃法。介绍漏斗胃管的结构，按胃管洗胃法的操作步骤在模型上演示漏斗胃管洗胃，当将胃管插入胃内后，让学生看着实物想想应该怎么确定胃管在胃内，有1/4的学生想到了挤压橡胶球，在负压的作用下将胃液引流出来。也有学生提出来分离胃管和橡胶球，仍然采用注射器连接胃管进行抽吸胃液，确定胃管在胃内。学生的想象力超出了笔者的预期，他们不再是被动地接受知识，而是主动去发现探索知识的奥妙，为他们点赞！

2）演示注洗器洗胃法。介绍注洗器的结构及幽门梗阻患者的临床表现、发生原因、治疗方法等相关知识，引导学生自己找寻所要的正确的答案。

3）演示自动洗胃机洗胃法。介绍自动洗胃机的结构，连接各管道，用三个容器分别代替胃、灌洗溶液、胃内容物，向学生们演示自动洗胃机的工作过程，学生看过之后一目了然，不由得发出感慨："老师，现在临床上肯定不会用漏斗胃管洗胃法，它太麻烦了，洗胃过程太烦琐，一定都被自动洗胃机代替了，那为什么我们还要学它呢！"

教师在演示的时候把一些学生未涉及的内容以问题的形式交还给了学生：洗胃时在确定漏斗胃管在胃内的时候，漏斗应该放于什么位置呢？给患者洗胃的洗胃溶液是属于出入液量里的入量还是出量？还是不记录呢？这样会加深学生的印象。

6. 学生反馈，教师总结（5分钟）

教师讲授后，通过案例检测学生。

患者，女性，35岁，与家人争吵后服用大量巴比妥钠，神志不清，急送医院，需立即进行洗胃。

1）护士应为患者安置的正确体位是（　　）   答案：B

  A. 仰卧位　　　　　　　　B. 左侧卧位

  C. 右侧卧位　　　　　　　　D. 休克卧位

  E. 头低足高位

2）护士为该患者洗胃时宜选用的灌洗溶液与导泻剂是（　　）

答案：E

  A. 4%碳酸氢钠，硫酸钠　　　　B. 0.9%氯化钠，硫酸镁

  C. 0.1%硫酸铜，硫酸钠　　　　D. 温开水，硫酸镁

  E. 1 : 15 000 高锰酸钾，硫酸钠

3）洗胃插管长度及洗胃液的温度为（　　）   答案：D

  A. 15～25cm，20～25℃　　　　B. 25～35cm，20～25℃

  C. 35～45cm，25～38℃　　　　D. 45～55cm，25～38℃

  E. 55～65cm，38～41℃

4）洗胃时每次灌入溶液量为（　　）   答案：C

  A. 100～200ml　　　　　　B. 200～300ml

  C. 300～500ml　　　　　　D. 500～700ml

  E. 700～800ml

教师检测学生对有疑问问题的理解程度，必要时再次进行强化。

7. 学生模拟练习演示（10分钟）

让学生亲自动手操练，体会漏斗胃管洗胃法的原理，以及自动洗胃机的操作流程。教师针对学生练习中出现的问题进行解答。

8. 教师总结（5 分钟）

胃管洗胃法的要点；洗胃法的注意事项；洗胃时常用的灌洗溶液。

四、心肺复苏技术

"心肺复苏技术"课程的授课采用的是当堂对分。"心肺复苏技术"属于危重患者的急救技术之一，考虑到学生"心肺复苏技术"在急危重症护理中已经学习过，再加上实验室心肺复苏模型数量有限，我们按照理论、示教并行的形式进行授课。

【课程概况】

1. 教师讲授

首先，教师先用 5 分钟的时间给大家提出本次实训课的目标：在理论的基础上，能进行单人徒手心肺复苏技术。提出案例：

女，50 岁，因胸痛、心电图提示急性心肌梗死被收入某市第一医院 CCU 病房。入院后给予心电监护，氧气吸入，在急诊 PTCA 准备过程中，突然心跳、呼吸停止。作为病房护士，你应如何组织抢救？

让大家现场讨论并演示如何处理（实训室设有两个心肺复苏模拟人）？

2. 学生分组讨论、实训（15 分钟）

学生 10 人一组，共分为 2 组，小组成员之间独立学习、合作讨论、模拟演示心肺复苏的实训操作。

3. 各组分段演示（25 分钟）

各组分段演示自己最拿手的操作过程：引入"亮考帮"环节，把心肺复苏过程分为病情评估、心脏按压、人工呼吸、效果评价四个部分，两个小组协商选择自己最拿手的部分进行分段演示操作，在操作过程中，全体学生参与点评。教师对正确的操作给予肯定鼓励，错误的操作进行及时的纠正。在这个过程中，学生们通过演示、实时反馈，对自己掌握的心肺复苏操作进行校正、强化，同时巩固了学生的理论知识。

4. 学生总结，教师总结，演示 10 分钟

学生整理出自身在心肺复苏中已经掌握的理论、技能和自己未完善的地方；教师点评学生存在的问题，并进行整体过程演示。

5. 学生练习，教师巡视，及时纠正（40 分钟）

接下来，学生分组练习，进行操练，在此过程中学生现学现用，参与热情极高，教师随时解惑纠错，取得较好的效果。

6. 教师总结（5 分钟）

针对练习中出现的问题，教师做出总结并提出要求，布置预习。

【实施步骤】

1. 讲授

（1）理论讲授

1）基本生命支持技术的概念；适用范围；操作流程及注意事项。

2）教学重点：技术；口对口人工呼吸技术。

3）教学难点：胸外心脏按压的部位、频率；口对口人工呼吸的操作要点。

（2）布置作业

让学生围绕学习目标，以教材为基础，能在规定时间内独立为模拟患者实施心肺复苏技术。

2. 讨论

学生分组讨论 15 分钟，教师巡视，观察各小组的思维动态。学生约 10 人一组，共分为 2 组，小组成员之间独立学习，合作讨论、知识分享探讨有关心肺复苏技术的操作程序并在模型人上进行模拟演练。

3. 成果展示（20分钟），引入"亮考帮"环节

1）第一小组学生代表：演示判断意识、安置体位、胸外心脏按压。

学生甲：判断患者颈动脉搏动时位置不准确吧！好像压迫了气道。这个男性复苏人应该是触摸到喉结后，再滑向颈外侧气管与肌肉群的沟内触摸颈动脉搏动。

学生乙：在给患者安置体位时，没有给患者解开腰带。

学生丙：在对患者进行胸外心脏按压时手指没有翘起来。

学生丁：按压的力量太小，没有做到胸骨下陷至少5cm。

学生戊：胳膊好像也没有与胸骨垂直。

实训室里大家对于按压的姿势、部位各抒己见……

教师给大家演示胸外心脏按压的正确姿势和操作技巧。

2）第二小组学生代表：演示清理呼吸道、开放气道、人工呼吸、判断复苏效果。

学生己：清理呼吸道时将患者的头偏向一侧，动作太粗鲁了，没有爱伤观念。

学生庚：没有完全打开气道吧！给患者进行人工呼吸时胸廓没有隆起。

学生辛：吹气时间太短，吹得太快了。

壬同学：没有检查患者颈部有无损伤，就直接打开气道了。

学生癸：口述的复苏成功有效指标不完整。

学生子：在操作结束后未进行清理用物、洗手和记录的环节。

教师解答并演示清理呼吸道、开放气道、人工呼吸的操作要点，并向学生强调技能关键在于练习，知道了理论，在理论的指导下进行强化练习，能更好地掌握技能。

4. 学生总结，教师总结，演示10分钟

学生整理出自身在心肺复苏中已经掌握的理论、技能和自己未完善的地方；教师点评学生存在的问题，并进行整体过程演示。

5. 学生练习，教师巡视，及时纠正（40分钟）

接下来，学生分组练习，进行操练，由于复苏模型数量有限，对于按压用力不正确的学生，让他们先在自己床单位的枕头或床基上找找感觉，避免因为资源有限、学生静等浪费时间的情况，等轮到自己的时候再在模型上切实体会正确的姿势和感觉。在此过程中，学生现学现用，参与的热情极高，教师随时解惑纠错，取得较好的效果。

6. 教师总结（5分钟）

教师针对练习中出现的问题，做出总结并提出要求，布置预习。

第三节 "基础护理技术"对分课堂反思与提升

一、教师备课是关键

首先，教师需要备好教材，掌握该课程每章节的教学目标、课时分配，教学内容的框架、重点、难点，以及要采用的教学方法等。其次，教师要"备好"学生，根据学生的年龄特征，了解学生的思想状况和对待学习的态度，选择合适的教学方法，以期达到较好的学习效果。最后，教师还需要"备好"作业，在对分课堂中，作业是引领学生自主学习，进行知识内化吸收的主要环节，作业的准备质量直接影响师生教与学的效果，选择一份适合学生和适合学习目标要求的作业就显得尤为重要。

二、选择典型教学课例

教学课例选择原则要以临床症状为主，贯穿护理技能，难易结合。由于"基础护理技术"是一门实践性很强的学科，其以培养学生的基础护理技能为目标。在第二学期学习"基础护理技术"

前半部分内容，给学生布置作业预留案例时，应该尽量选择以临床症状为主，贯穿护理技能的案例，让学生在专业理论知识较为薄弱的情况下，能有兴趣地完成学习目标。因为在这个学期学生还未开始学习各临床专科的知识，临床案例中的诊断分析对于一年级的学生来说更具困难性和复杂性，学生要想完成该类作业需要课下付出更多的努力，容易使学生产生厌学情绪。到第三学期"基础护理技术"后半部分内容时，学生已经开始学习内科、外科、妇科、儿科等临床专科知识，适时地选用临床案例可以激发学生学习的兴趣，充分利用多方位的学习资源，发挥自身学习的潜能和主观能动性，促进自身分析、解决问题的能力，评判性思维能力的提升。所以，对于在"基础护理技术"课程中实施对分课堂，教学案例的选择很重要。

三、学生分组

学生分组的原则以自由结合为主、教师适时干预。学生分组根据课程需要进行安排，平顶山学院医学院每班学生基本在 60 人以上，所以理论课可以让班委负责，按照自由结合的原则进行分组，也可以根据学号或宿舍进行，每3~4人一组，各组成员基本固定。因为若人员太多，会出现学生表现两极分化的情况：有人积极发言，有人坐享其成，不好把握；若人员太少，则不能使各组员之间充分沟通和交流。

平顶山学院医学院每个实训室学生的人数基本是20人左右，所以实训课的分组基本按照学号进行，每个实训室在大家讨论时基本是 5 人一组，控制在 4 组。因为实训操作在大家组内进行模拟演示后还有"亮考帮"环节，需要花费的时间比较长，所以组数可以相对较少，这样可以充分发挥各组学生的协同能力。

不管是理论课程还是实训课程，都可以根据学生的具体情况进行组员之间的调整，比如，在实训课上，可以按照学号进行分配组员的原则，根据学生的动手能力进行互补；在理论课上，可以根据学生的学习能力和性格特点，进行优化组合，以达到共同提高的目的。

四、讨论原则

讨论时让学生自由发挥，教师适时引导。合理分配各小组成员，是保证讨论质量的重要前提。所以笔者通常要求学生以布置的作业为中心进行讨论，将自己在课下内化吸收的知识和大家一起分享，遇到的问题共同解决，达到共同促进的目的。在小组成果展示环节基本采用教师随机抽取学生发言的方式，这样可以使每个学生都能投入到讨论中来，提高学习效果；还可以促进生生之间的交流和沟通，关系更为和谐融洽；同时也可以锻炼自己的心理素质，提高表达能力和解决问题的能力。

五、课程考核

课程考核的原则以过程性评价为主。教学模式的改变必然带来考核方式的改变。在传统教学模式下，考核方式一般是平时出勤占 20 分，期末考试占 80 分。由于学生平时学习的主动性欠佳，期末经常会出现"临时抱佛脚，刻苦学习的感人场景"，一些平时不怎么努力的学生，也会考出差不多的成绩，这种考核方式不能客观地评价学生的综合素质。

实施对分课堂教学后，笔者对以往的考核模式做出了调整，将对学生的考核分为四个部分，即平时评价、过程评价、作业评价和终结性评价。①在平时评价中，学生出勤占 10 分，缺勤的话按照比例扣除相应的分数。②在过程评价中，重点包括学生的"亮考帮"环节和作业，学生积极参与课堂互动，进行技能演示；对学生的示教及时反馈信息；与大家分享、分担和寻求帮助等，最高可获得 20 分的成绩。③在作业评价中，实训作业占 10 分，作业未按时上交按照比例扣除相应的分数。④在终结性评价中，期末考试成绩占 60 分。技能测试采用学生抽签的方式决定自己的操作项目，评分按照考核评分标准进行，一般可以拿到 50 分，学生的平时出勤成绩和作业的 20 分一般可以全部拿到，但"亮考帮"的成绩和技能考核部分的成绩就需要学生平时多思考，加强练习，这在某种程度上给了学生学习的动力。这样的评估方法反映了学生平时学习过程的投入和学习的质量，强调过程性评价，对对分课堂取得良好效果十分关键。

六、结语

张学新教授的对分课堂教学模式的提出是建立在一整套支撑理论的基础上的，是针对当代大学生的、适合我国国情的高校课堂教学新模式。对分课堂教学模式强调学生是主体，教师是主导，旨在让学生在实训课堂上能带着问题去学，发挥自身的主动性，充分体验其在学习中的作用，同时还能加强团队协作精神，互助学习。笔者在实施对分课堂教学的过程中切实体会到师生合作双赢的喜悦，但目前实施对分课堂的主题只是选择学生有一定基础的项目，如何能更加灵活地使用对分课堂教学?如何提高极少数学生参与的积极性?在效果评价中如何使"亮考帮"环节的评价更加客观还需要进一步探讨。希望笔者使用对分课堂教学的体会能够和广大想使自己的教学效果更明显的同仁共勉。

（平顶山学院医学院　王继红）

第五章

"护理心理学"对分课堂指南

第一节 "护理心理学"课程简介及学情分析

一、课程简介

"护理心理学"是心理学和护理学相结合的学科；是将心理学的理论和技术应用到护理领域，研究护士和护理对象心理活动的规律及特点，以实施最佳护理的一门应用性学科；是与许多学科如护理学、基础医学、生物学、人类学、社会学等有密切联系和交叉的学科；是揭示护理工作中个体心理活动的生物学和社会学基础，提出心身统一的理论和方法，从生物学、心理学、社会学的不同视角探究健康与疾病的发生、发展、转归及预后，加深人们对健康和疾病规律的认识的基础学科。随着医学模式向生物-心理-社会医学模式的转变，以及护理模式向整体护理模式的转变，临床护理制度发生了很大的变化。在现代护理工作中，患者被看作是身心统一的整体。临床护理的重要目标是：不仅关注患者的生理变化，更要关注患者的心理变化，特别是情绪变化，满足患者的心理需求，提高患者的自我护理能力；同时对护理人员职业心理素质优化也成为临床护理工作的专业发展目标。

"护理心理学"的研究对象包括护理人员和护理对象两个人群，它既要研究在护理情境中患者的心理活动规律和最佳护理方案，又要研究护理人员的心理活动规律和特点。其最终目的一是了解患者的心理需要，调动患者战胜疾病的勇气和信心，采用有针对性的心理护理的方法消除或减轻患者的消极情绪，促进其康复；二是要重视护理人员的心理健康的维护，提高其有效的心理护理水平，培养优秀的护理人才。

"护理心理学"研究个体的内在的心理因素，注重护理情境的探讨，更注重护理情境与个体之间的相互作用。它研究心身交互作用对患者身心健康的影响；研究患者的心理活动特点；研究干预患者心理活动的理论和技术；研究护理人员的心理品质及培养。"护理心理学"是一门护理专业学生必修的基础理论课程，又是临床护理工作中的重要的应用课程。

二、学情分析

大学生正处于青春萌动期，他们对各种事物的认识都处于一种活跃的开放状态。大学阶段的学习对大学生的专业技术素质、解决问题的能力、研究事物的思维及"三观"的形成都有着非常重要的作用和深远的影响，是他们人生的重要时期。大学生的学习由接收性学习向接收性和创造性相结合的学习转变；由教师指导下的学习向自主学习转变；由"要我学"向"我要学"转变，学习要变被动为主动。

纵观大学生学习现状，不难发现，当代大学生学习的自主性较强，但学习目标不够明确，不知道为什么而学；基本遵守学习纪律，但学习动机较为现实，学习态度不太端正，老师讲得精彩，勉强听一听，要考试了，勉强学一学，大多数的课堂是前排学生认真听，中间学生低头玩，后排学生呼呼睡。分析大学生的心理特点，可以总结为：自我自主但独立意识缺乏，勇于担当但吃苦能力欠缺，个性自信但规则能力较弱，能力突出但功利意识较强，思想主流积极向上但价值观更加务实，竞争意识较强，但耐挫能力较差，情绪表现较为强烈但情绪的稳定性较差。

要想调动当代大学生的学习自觉性和主动性，必须满足其学习需要，强化其学习动机，培养发展其学习兴趣，为其制定切实可行的学习目标。自从笔者采用对分课堂教学模式后，发现学生学习的自觉性和创造性有显著提高，学习动机也明显增强。

笔者所教班级有护理本科班和专科班，对于本科班的学生，学习积极性、深入讨论程度及发现问题的能力稍高于专科班。

第二节 "护理心理学"对分课堂教学课例

教学班级为平顶山学院医学院 2014 级护理学 1 班（本科），学生人数为 69 人。使用教材为人民卫生出版社出版的《护理心理学（第 3 版）》，主编为杨艳杰。

一、记忆

（一）学情分析

1. 知识基础

学生已经学习了"护理心理学"的概论部分，知道了心理学是研究心理现象发生、发展及其变化规律的科学；心理现象是心理活动的表现形式，包括心理过程和人格两个方面；学习了认识过程中的感觉和知觉。

2. 能力基础

护理专业本科的学生具备很好的理解能力，会有效地利用多种渠道获取相关知识，多数学生具备综合分析和概括事物的能力，并能对所学知识进行一定程度的扩充。

3. 情感基础

大学本科学生的认知能力较强，思维较活跃，通过短时间的护理心理学的学习，已初步培养了学习护理心理学的热情，激发了探究个体心理秘密的好奇心，大部分学生敢于展现自己并阐述自己的观点。

（二）学习课时

1 课时（50 分钟）。

（三）学习方式

当堂对分。

（四）学习目标

1. 知识与能力

1）说出记忆的概念。
2）理解记忆的分类和过程。
3）弄懂遗忘及其规律。
4）把所学知识运用到工作和生活中，提高自己的记忆能力。

2. 过程与方法

1）通过教师的举例分析，引入知识单元的学习。
2）通过学生的自主学习，内化吸收本知识单元。
3）通过学生的交流、讨论和展示等活动，进一步掌握本知识单元。
4）通过学生的自主评价，构建思维导图，学会增强自己的记忆能力。

3. 情感、态度与价值观

运用科学的教学发展观，调动学生学习"护理心理学"的热情，积极发现有机体的心理奥秘，引导学生探究和分析问题的能力，提出解决问题的思路和方案并加以评价，以提高学生的心理学知识素养。

（五）学习准备

1）教师认真研究教材和教学大纲，结合学生的实际情况，取舍所讲授的内容，决定学生自主学习和交流讨论内容。

2）为了让学生学习的知识生活化，激发学生的兴趣，教师要动员学生搜集身边亲戚朋友的有关记忆和遗忘的生活素材。

3）为了确保每位学生都有收获和提高，教师按照学习目标编制当堂练习。

4）为了提高学生课堂参与的深度，教师根据学生的认知能力编制课堂记录单；为了提高学生课堂参与的效度，教师根据学生的座位分布编制活动小组。

（六）学习过程

【导入】展示生活案例（约1分钟）

小张，19岁，实习护士，分管5个病床患者每天2次的体温监测，并绘制成体温单。可张护士经常会出现绘制体温表时，记不清某床患者的体温数值，或者是记住了体温数值又对不上床号，非常苦恼。请您针对张护士的苦恼，给她提出合理的建议。

【讲授】记忆（约10分钟）

1. 概念

记忆：过去经历过的事物在头脑中的反映。通过举例在感知觉概念的基础上引申出记忆的概念。

2. 记忆的分类

按记忆内容分为形象记忆、逻辑记忆、情绪记忆和运动记忆。
按记忆时间分为瞬时记忆、短时记忆和长时记忆。

3. 记忆的过程

识记、保持、再现和回忆。

4. 遗忘及其规律

德国心理学家艾宾浩斯通过对无意义的字节的记忆，研究出著名的遗忘曲线，揭示了遗忘的时间规律是"先快后慢"。

【内化吸收与讨论】针对课文内容，结合生活案例进行（约 25 分钟）。

1. 内化吸收环节

学生拿出自己的"亮考帮"作业纸和笔，就记忆的概念、分类、过程，遗忘及其规律，记忆与临床护理工作的联系等认真学习及总结。总结出自己感受最深、受益最大、最欣赏的内容；自己弄懂了，别人可能存在困惑的地方，准备好用来挑战别人，考考别人；发现自己还有的困惑，准备求助别人（约 15 分钟）。

2. 讨论环节

就前后排临近座位 3～4 人组成学习小组，针对学生之间刚才自学的内容进行交流，或者"亮一亮"，或者"考一考"，或者"帮一帮"。通过刚刚知识的内化吸收，此时的讨论可谓是热火朝天，甚至会看到学生之间争得面红耳赤（约 10 分钟）。

【成果展示】

"亮考帮"——交流小组探究成果（约 10 分钟）。

确定 3～5 个学生代表小组向全班展示并阐述本小组的探究成果。成果分享环节，只要围绕本知识单元的内容，形式可不拘一格，说最想说的话。

摘录几个学生的发言：我真难以相信，上次您让我们自己学习，认真看书，我都是佯装一下，总觉得还是听您讲课会更有收获，今天我一开始逼迫自己，想着反正大家都在看书，我也不好意思干别的，就也试着认真一下，没想到竟然史无前例的越看越有意思，特别是跟小组同学交流之后，把记忆的相关内容搞的明明白白，感觉很兴奋，觉得自己还真是挺有能耐。（此时教室一片笑声。）

第二个学生："老师我能说实话吗？"教师："我强调过，我的课堂必须实话实说"，"那您以后就多采用这种方式，感觉比您一言堂棒多了，我们再也不想让您唱独角戏了。"（说完，给了我一个鬼脸，笔者此时也被学生的真诚感动了，不由自主地为她鼓起了掌，此时的教室掌声一片。）

第三个学生：老师，我们重点讨论了生活中如何提高我们的记忆力（这是教材中没有的内容），比如……

此单元内容较为简单，学生没有提出什么疑问。

【当堂练习】（约5分钟）

1. 单选题

1）记忆的过程是（　）　　　　　　　　答案：D
  A. 识记、保持和遗忘　B. 瞬时记忆、短时记忆、长时记忆
  C. 保持、再认或回忆　D. 识记、保持、再认或回忆

2）当人们看见"天安门"三个字时，头脑中重现天安门城楼形象是（　）　　　　　　　　答案：B
  A. 再认　　　　　B. 回忆
  C. 表象　　　　　D. 想象

3）识记过的内容，因消退原因，完全不能再认或回忆称（　）　　　　　　　　答案：B
  A. 暂时性遗忘　　　　B. 永久性遗忘
  C. 干扰性遗忘　　　　D. 逆向性遗忘

4）开卷考试时，学生的主要记忆活动是（　）　答案：C
  A. 识记　　　　　B. 保持
  C. 再认　　　　　D. 回忆

5）艾宾浩斯使用遗忘曲线来表明遗忘进程的不均衡规律是（　）

答案：A

A. 先快后慢　　　　　B. 先慢后快

C. 很快　　　　　　　D. 很慢

6）保持信息在 1 分钟之内的记忆是（　　）

答案：B

A. 瞬时记忆　　　　　B. 短时记忆

C. 长时记忆　　　　　D. 感觉记忆

7）短时记忆的容量是（　　）

答案：D

A. 3～5 字节　　　　　B. 5～7 字节

C. 7～9 字节　　　　　D. 5～9 字节

8）根据材料内部联系，经过领会，揭示事物意义的识记是（　　）

答案：C

A. 有意识记　　　　　B. 无意识记

C. 意义识记　　　　　D. 机械识记

9）通过"自由联想"或"触景生情"引起的回忆是（　　）

答案：B

A. 有意回忆　　　　　B. 无意回忆

C. 直接回忆　　　　　D. 间接回忆

10）学生对数学定理或数学公式的记忆，主要属于（　　）

答案：B

A. 形象记忆　　　　　B. 逻辑记忆

C. 情绪记忆　　　　　D. 运动记忆

11）先学习记忆的材料对后继学习记忆材料的干扰作用称为（　　）

答案：A

A. 前摄抑制　　　　　B. 倒摄抑制

C. 延缓抑制　　　　　D. 消退抑制

12）用无意义音节进行记忆研究的首创者和遗忘曲线最先提出

者是（　　）

答案：B

A. 巴甫洛夫　　　　　B. 艾宾浩斯

C. 詹金斯　　　　　　D. 弗洛姆

2. 今天你学会了什么呢？构建一幅本节课的思维导图吧！

二、心理应激与心身疾病

（一）学情分析

1. 知识基础

学生已经学习了"护理心理学"的概论和心理学基础两个章节。

2. 能力基础

护理专业本科的学生，具备很好的理解能力，会有效地利用多种渠道获取相关知识，多数学生具备综合分析和概括事物的能力，并能对所学知识进行一定程度的扩充。

3. 情感基础

大学本科学生的认知能力较强，思维较活跃，通过学习基础心理学的知识，学会了探究个体的心理奥秘，对课程的学习充满了好奇和兴趣，并且敢于展现自己，阐述自己的观点。

（二）学习课时

2 课时（100 分钟）。

（三）学习方式

隔堂对分。

（四）学习目标

1. 知识与能力

1）掌握应激、应激源、应对、社会支持、心身疾病等概念。
2）掌握应激源的分类、应激的中介因素。
3）掌握一般适应综合征。
4）熟悉应激的生理反应、心理反应和行为反应。

5）熟悉常见的身心疾病。

6）了解应激的理论模型。

7）了解身心疾病的分类。

2．过程与方法

1）通过教师的举例分析，引入知识单元的学习。

2）通过学生的自主学习，内化吸收本知识单元。

3）通过学生的交流、讨论和展示等活动，进一步掌握本知识单元。

4）通过学生的自主评价，构建思维导图，学会应对应激的技巧。

3．情感、态度与价值观

运用科学的教学发展观，调动学生学习"护理心理学"的热情，积极发现有机体的心理奥秘，引导学生探究和分析问题的能力，提出解决问题的思路和方案并加以评价，以提高学生的护理心理学知识素养。

（五）学习准备

1）教师认真研究教材和教学大纲，结合学生的实际情况，取舍所讲授的内容，决定学生自主学习和交流讨论内容。

2）为了让学生学习的知识生活化，激发学生的兴趣，教师要动员学生搜集身边有关的应激事件。

3）为了提高学生课堂参与的深度，教师根据学生的认知能力编制课堂记录单；为了提高学生课堂参与的效度，教师根据学生的座位分布编制活动小组。

（六）学习过程

第一课时（50分钟）

【导入】展示生活案例（约2分钟）

老李，55 岁，某单位人事处处长，近期干部调整退居二线，2 天前因头痛、头晕急诊入院，被诊断为"原发性高血压"，医嘱给予降压药物口服，治疗持续 2 天，效果不甚明显，血压维持在 160/100mmHg 左右。责任护士进行护理心理评估时发现，该患者属于 A 型人格，既往身体健康，工作勤奋，家庭和睦，唯有对退居二线耿耿于怀，总念叨"世态炎凉""人一走，茶就凉"之类的话。

【讲授】心理应激与心身疾病（约 45 分钟）

1. 应激的概念

2. 塞里的"一般适应综合征"

（1）警戒期

机体为了应对有害环境刺激而唤起体内整体防御能力的动员阶段。

（2）抵抗期

如果应激源持续存在，机体就会转入抵抗或适应阶段。

（3）衰竭期

如果应激源持续存在，或者有害刺激过于严重，机体会丧失所获得的抵抗能力而转入衰竭阶段，甚至引起机体出现身心疾病。

3. 应激源及其分类

（1）应激源的概念

应激源是指能够引起应激反应的各种刺激。

（2）分类（根据应激的来源）

1）躯体性应激源：指知觉作用于躯体而产生应激的刺激物，包括理化因素、生物因素、疾病因素等。

2）心理性应激源：指导致个体产生焦虑、恐惧、抑郁等情绪反应的各种心理冲突和心理挫折。

3）社会性应激源：范围较广，包括生活中大大小小的事件，是人类生活中最为普遍的一类应激源，它与人类的许多疾病有着密切联系。

4）文化性应激源：指由于生活方式、语言环境、价值观念、风俗习惯的变化引起的冲突和挑战，这种应激源对个体产生的影响持久且深刻。

4. 心理应激的中介机制

（1）认知评价

认知评价指个体对遇到的生活事件的性质、严重程度和可能的危害进行评估。

（2）社会支持

社会支持指个体与社会各方面包括亲属、朋友、同事、伙伴等社会人，以及家庭、单位、党团、工会等社会组织所产生的精神上和物质上的联系程度。

（3）应对方式

应对方式指个体面对应激源及因应激源而出现的自身不平衡状态所采取的认知和行为措施。

（4）人格特征

1）A 型人格：这类人较具进取心、侵略性、自信心、成就感，并且容易紧张，总愿意从事高强度的竞争活动，不断驱动自己要在最短的时间里干最多的事，并对阻碍自己的其他人或其他事进行攻击。这类人容易罹患高血压、冠心病等。

2）B 型人格：这类人生活较松散、与世无争，对任何事皆处之泰然。

3）C 型人格：这类人善于压抑自己的情绪，表现为害怕竞争、逆来顺受、有气往肚子里咽、爱生闷气。这类人容易罹患癌症。

5. 应激反应

应激反应包括生理反应、心理反应和行为反应。

6. 心身疾病

（1）心身疾病的概念

心理社会因素在疾病发生、发展过程中起重要作用的躯体器质性疾病和功能性障碍。

（2）常见的心身疾病

原发性高血压、冠状动脉硬化性心脏病、糖尿病、消化性溃疡、肿瘤、支气管哮喘、妊娠高血压疾病等。

【布置课后作业】（约3分钟）

1）面对不同的应激源，不同的人会有不同的应激反应，请解释其原因。

2）个体如何控制和管理应激。

3）什么样的人容易患心身疾病。

【内化吸收】

学生课下独立完成，采用"亮考帮"作业纸，对所学内容和课后作业进行内化吸收。"亮考帮"包括：最拿得准的内容，自己的得意之作；别人可能存在困惑的地方，准备讨论时挑战别人；自己还不甚清楚的地方，准备求助别人。

第二课时（隔堂50分钟）

【讨论与成果分享】

针对课下作业内化吸收的情况进行讨论和分享（约40分钟）。

学生上课时是带着"亮闪闪""帮帮我""考考你"走进课堂的，也可以说学生是带着期待进入课堂的。进入课堂讨论环节需要教师注意以下几个问题。

1. 小组内的讨论

小组成员之间就个人的"亮闪闪""帮帮我""考考你"进行讨论，并总结出本小组的"亮闪闪""帮帮我""考考你"以备组与组之间的讨论。在此过程中，教师仅仅是一个组织者，尽量减少对学生讨论活动的参与，但如果学生有疑惑主动请求教师帮助，教师可以酌情给予一定的答疑解惑。这一环节持续20分钟左右。

2. 成果展示与分享

小组讨论结束后，进行成果分享。小组之间的交流分享灵活多样，可以按自愿的原则在小组里推选出一个成员进行分享，也可以由教师随机选择某些小组汇报讨论结果。一节课不一定每个小组都有机会，但在整体的课程中应该使各组的机会均等。对于大家存在的共性问题，教师可以组织大家互相答疑、解惑。这一环节大致持续20分钟的时间。

3. 优秀作业展示环节

每一次提交的作业中，教师可以选取一部分优秀作业在全班学生中进行交流。可以是很有特色的作业，可以是非常扎实的作业，也可以是有自己独立见解的一些作业等。展示作业的目的一方面在于能为大家提供可参考的标准；另一方面在于激励学生们的学习热情。这一环节大致持续5分钟的时间。

最后，教师做最后总结（5分钟）。

【拓展】今天你学会了什么呢？构建一幅本节课的思维导图吧！

三、患者心理

（一）学情分析

1. 知识基础

学生已经学习了心理学基础知识、心理评估的方法和心理干预的基本技术。

2. 能力基础

护理专业本科的学生，具备很好的理解能力，会有效地利用多种渠道获取相关知识，多数学生具备综合分析和概括事物的能力，并能对所学知识进行一定程度的扩充。

3. 情感基础

大学本科学生的认知能力较强，思维较活跃，通过学习基础心理学的知识，学会了探究个体的心理奥秘，对课程的学习充满了好奇和兴趣；通过学习心理应激与心身疾病的知识，对患者的心理状态已经有了大概的了解，很愿意探究患者的心理，并且敢于展现自己，阐述自己的观点。

（二）学习课时

2课时（100分钟）。

（三）学习方式

隔堂对分。

（四）学习目标

1. 知识与能力

1）掌握患者的需要和心理反应。
2）熟悉患者的求医和遵医行为及其影响因素。
3）了解患者角色的概念及患者角色的转换问题。

2. 过程与方法

1）通过教师的举例分析，引入知识单元的学习。
2）通过学生的自主学习，内化吸收本知识单元。
3）通过学生的交流、讨论和展示等活动，进一步掌握本知识单元。
4）通过学生的自主评价，构建思维导图，掌握患者的心理反应和一般心理需求，从而提高患者的遵医行为。

3. 情感、态度与价值观

运用科学的教学发展观，调动学生学习护理心理学的热情，积极发现有机体的心理奥秘，引导学生探究和分析问题的能力，提出解决问题的思路和方案并加以评价，以提高学生的护理心理学知识素养。

（五）学习准备

1）教师认真研究教材和教学大纲，结合学生的实际情况，取舍所讲授的内容，决定学生自主学习和交流讨论内容。

2）为了让学生学习的知识生活化，激发学生的兴趣，教师动员学生搜集身边亲戚朋友患病时的心理状态。

3）为了提高学生课堂参与的深度，教师根据学生的认知能力编制"课堂记录单"；为了提高学生课堂参与的效度，教师根据学生的座位分布编制活动小组。

（六）学习过程

第一课时（50分钟）

【导入】展示教学案例，导入授课内容（约5分钟）

患者，女性，60岁，退休干部，体检时发现肺部有阴影，进一步确诊为肺癌，入院拟进行手术治疗。入院后，患者情绪一直低落，不思饮食，睡眠障碍，经常追问医生和护士："你们会不会搞错？诊断有问题吗？一定要手术吗？"术前一天，患者每隔1～2小时就要去询问医生或护士，"手术怎么做？痛不痛？有没有危险？会不会出意外？做完手术我的病是不是就好了？"

该患者有无心理需要？她的心理反应怎么样？

【讲授】患者心理（约40分钟）

1. 患者的一般的心理需要

按照马斯洛的需求层次理论，患者心理需要包括以下几个方面。

（1）生理需要

患者的饮食、排泄、呼吸等基本的生理需要在患病后会受到威胁，需要医护人员协助满足其基本的生存需要，保持身体舒适。

（2）安全的需要

生命的安全保障是患者最迫切的心理需求。病情越严重，个体的自我保护能力越低，安全的心理需要也就越强烈。

（3）爱与归属的需要

由于疾病的痛苦折磨，患者会深切期盼亲人的理解、关爱与呵护。特别是住院患者会有强烈的归属动机，希望与医护人员和病友建立良好的关系，被新的人际群体接纳和认可，尽快融入新的环境。

（4）尊重的需要

患者的自理能力会有部分或全部丧失，生活起居需要依靠别人，常常会自尊受损、缺乏自信，会特别希望得到尊重，希望医护人员在制订和执行医疗护理方案时尊重其个人的自主权，保护其隐私，尊重其人格。

（5）自我实现的需要

自我实现的需要是患者最难以满足的，因为患者往往受到疾病的折磨，会出现挫败感，会感到心力和体力的不支。

2. 患者的心理反应

（1）认知反应

感知觉异常、记忆异常、思维异常等。

（2）情绪反应

焦虑、恐惧、抑郁、愤怒等。

（3）意志行为反应

依赖行为、退化行为等。

（4）人格特征的变化

患者的自我概念会发生变化，特别是慢性病患者等甚至会导致其人生观、世界观和价值观发生变化，会使其人格特质产生暂时或长久的变化。

3. 患者角色适应不良的分类

（1）角色行为缺如

由于主观或客观的原因，部分患者会不承认自己的得病，认为医生的诊断有误，或者否认病情的严重程度，不能进入患者角色。

（2）角色行为冲突

由于承担的社会责任，患者不能从平常的社会角色中脱离，不能适应患者角色，感到焦虑不安、愤怒、悲伤甚至恐惧，出现心理冲突。

（3）角色行为减退

由于某些因素，使患者在患病期间又要承担本应免除的社会角色的责任。

（4）角色行为强化

患者病情已经痊愈或已好转，但"安于"患者角色，对自己应该承担的正常社会角色的能力缺乏信心，有退缩和依赖心理。

（5）角色行为异常

常见于罹患不治之症或慢性病需要长期住院的患者，无法承受患病的压力和挫折，感到悲观、绝望进而导致行为异常，如拒绝治疗、攻击医护人员甚至自杀等。

4. 影响患者求医行为的因素

1）患者对疾病的认识。
2）医疗保健服务的质量。
3）社会经济因素。

5. 影响患者遵医行为的因素

1）疾病因素。
2）患者的心理社会特征。
3）医患（护患）关系。
4）治疗（护理）方案的复杂程度及效果。

【布置课后作业】（约 5 分钟）

1）分析该患者的心理需要和心理反应，如何对该患者进行心理调适。

2）说一说如何提高患者的遵医行为。

3）举例阐述患者角色适应不良的分类。

【内化吸收】

学生课下独立完成，采用"亮考帮"作业纸，对所学内容和课后作业进行内化吸收。"亮考帮"包括：最拿得准的内容，自己的得意之作；别人可能存在困惑的地方，准备讨论时挑战别人；自己还不甚清楚的地方，准备求助别人。

第二课时（隔堂 50 分钟）

【讨论与成果分享】

针对课下作业内化吸收的情况进行讨论和分享（约 40 分钟）。

学生上课时是带着"亮闪闪""帮帮我""考考你"走进课堂的，也可以说学生是带着期待进入课堂的。进入课堂讨论环节需要教师注意以下几个问题。

1. 小组内的讨论

小组成员之间就个人的"亮闪闪""帮帮我""考考你"进行讨论，并总结出本小组的"亮闪闪""帮帮我""考考你"以备组与组之间的讨论。在此过程中，教师仅仅是一个组织者，尽量减少对学生讨论活动的参与，但如果学生有疑惑主动请求教师的帮助，教师可以酌情给予一定的答疑解惑。这一环节持续 20 分钟左右。

2. 成果展示与分享

小组讨论结束后，进行成果分享。小组之间的交流分享灵活多样，可以按自愿的原则在小组里推选出一个成员进行分享，也可以由教师随机选择某些小组汇报讨论结果。一节课不一定每个小组都有机会，但在整体的课程中应该使各组的机会均等。对于大家存在

的共性问题，教师可以组织大家互相答疑解惑。这一环节大致持续
20 分钟的时间。

3. 优秀作业展示环节

每一次提交的作业中，教师可以选取一部分优秀作业在全班同
学中进行交流。可以是很有特色的作业，可以是非常扎实的作业，
也可以是有自己独立见解的一些作业等。展示作业的目的一方面在
于能为大家提供可参考的标准；另一方面在于激励学生们的学习热
情。这一环节大致持续 5 分钟的时间。

最后，教师做总结（5 分钟）。

【拓展】今天你学会了什么呢？构建一幅本节课的思维导图吧！

四、心理护理

（一）学情分析

1. 知识基础

学生已经学习了心理学的基础知识，学会了心理评估的手段，
初步掌握了心理干预的简单技术，并对患者的一般心理有了初步的
了解。

2. 能力基础

护理专业本科的学生，具备很好的理解能力，会有效地利用多
种渠道获取相关知识，多数学生具备综合分析和概括事物的能力，
并能对所学知识进行一定程度的扩充。

3. 情感基础

大学本科学生的认知能力较强，思维较活跃，通过大半个学期
的"护理心理学"的学习，大部分学生对课程的结构有了整体的把
控，并且有了自己独到的见解，敢于展现自己并阐述自己的观点。

（二）学习课时

2 课时（100 分钟）。

（三）学习方式

隔堂对分。

（四）学习目标

1. 知识与能力

1）了解心理护理的目标、原则和实施形式。

2）掌握心理护理的基本程序。

3）会对有心理问题的患者进行心理评估，并作出心理诊断。

4）制订一份心理护理的计划。

2. 过程与方法

1）通过教师的临床案例导入,学习心理护理的评估和诊断方法,制订出切实可行的心理护理计划,并对实施结果进行评价。

2）通过学生的自主学习，进行内化吸收。

3）通过学生的交流、讨论和展示等活动，进一步掌握本单元内容。

4）通过学生的自主评价，构建思维导图，学会心理护理技能。

3. 情感、态度与价值观

运用科学的教学发展观，调动学生学习"护理心理学"的热情，引导学生根据以前所学内容，针对模拟病例实施心理护理，引发学生探究知识的兴趣，增强学生探究和分析问题的能力，提出解决问题的思路和方案并加以评价，提高学生的护理学知识素养。

（五）学习准备

1）教师认真研究教材和教学大纲，结合学生的实际情况，取舍所讲授的内容，决定学生自主学习和交流讨论内容。

2）为了让学生学习的知识生活化，激发学生的兴趣，教师要动员学生搜集身边亲戚朋友的相关病例的素材。

3）为了提高学生课堂参与的深度，教师根据学生的认知能力编制"课堂记录单"；为了提高学生课堂参与的效度，教师根据学生的座位分布编制活动小组。

（六）学习过程

第一课时（50 分钟）

【导入】展示教学案例，导入授课内容（约 5 分钟）

患者，男，45 岁，汉族，已婚，国家公务员，大学文化水平。近几天感觉头晕、疲乏无力、时有心慌而入院。

护理评估：血压 185/100mmHg，心率 100 次/分，体型肥胖，有烟酒嗜好，其父有高血压病史，去年死于脑出血。该患者工作勤奋，言行谨慎，性格急躁。自入院以来，精神萎靡，情绪低落，烦躁不安，忧心忡忡，夜不能寐，特别担心自己的疾病。无重大的既往病史。

请为该患者制订一份心理护理计划。

【讲授】心理护理的基本程序（约 40 分钟）

1. 心理护理评估

心理护理评估是心理护理程序的第一步，通过观察法、访谈法、调查法或心理测量法收集患者的信息，并对收集资料进行分析，从而发现患者现存或潜在的心理问题。

收集的资料包括一般资料（包括性别、年龄、职业、文化水平、民族、婚姻状况等）、生理因素（包括遗传因素、发病因素、症状和体征等）、心理资料（包括认知功能、情绪状态、意志和行为表现等）、社会因素（包括社会适应功能、生活自理能力、角色功能、人际交往能力、现实检验能力等）和心理社会因素（包括患者所经历的应激事件、应对方式、人格特征、社会支持系统等）。

2. 心理护理诊断

通过资料的分析发现患者现存或潜在的心理问题。常见的心理护理问题有无效性否认、调节障碍、语言沟通障碍、自我形象紊乱、照顾者角色障碍、预感性悲哀、精神困扰、焦虑、恐惧等。

心理护理诊断常用的描述方式是心理问题+相关因素+临床症状。

3. 制订心理护理计划

心理护理计划包括：按照紧迫性和重要性排列出心理问题的顺序、确定预期心理护理目标、制定心理护理措施、形成心理护理计划文件。

4. 实施心理护理

实施心理护理是指为实现心理护理目标，将心理护理计划付诸行动，解决服务对象的心理问题的过程，心理护理计划的实施是心理护理程序中的关键步骤，是为达成心理护理目标而将心理护理计划中的内容付诸行动的过程。

在心理护理计划实施之前，需要做好充分的准备。要明确做什么？谁去做？怎么做？何时做？

其主要的工作内容包括：①继续收集资料；②实施心理护理措施；③做好心理护理记录；④继续书写心理护理计划。

5. 对护理效果进行评价

心理护理评价是心理护理程序的最后步骤，是护士在实施心理护理计划的过程中和实施计划结束之后，对服务对象认知和行为的改变及健康状态的恢复情况进行连续、系统的鉴定和判断。通过不断的将服务对象的情况同预先制定的护理目标进行比较，来确定心理护理的实际效果。

评价应贯穿心理护理活动的始终，是心理护理程序中不可缺少的重要环节。其基本内容包括：①建立评价标准；②收集资料；③评价目标是否实现；④分析问题存在的原因；⑤重审护理计划。

【布置作业】

针对展示病例中患者的情况进行分析,解决如下问题(约5分钟)。

1)收集病例中患者的资料,分析出该患者存在怎样的心理护理问题。

2)针对护理问题制订出心理护理计划。

3)写出心理护理措施。

【内化吸收】

学生课下独立完成,写出一份针对该患者的心理护理计划,其中厘定清楚:最拿得准的内容,自己的得意之作;别人可能存在困惑的地方,准备讨论时挑战别人;自己还不甚清楚的地方,准备求助别人。

第二课时(隔堂50分钟)

【讨论与成果分享】

针对课下作业内化吸收的情况进行讨论(约40分钟)。

学生上课时是带着"亮闪闪""帮帮我""考考你"走进课堂的,也可以说学生是带着期待进入课堂的。进入课堂讨论环节需要教师注意以下几个问题。

1. 小组内的讨论

小组成员之间就个人的"亮闪闪""帮帮我""考考你"进行讨论,并总结出本小组的"亮闪闪""帮帮我""考考你"以备组与组之间的讨论。在此过程中,教师仅仅是一个组织者,尽量减少对学生讨论活动的参与,但如果学生有疑惑主动请求教师的帮助,教师可以酌情给予一定的答疑解惑。这一环节持续20分钟左右。

2. 成果展示与分享

小组讨论结束后,进行成果分享。小组之间的交流分享灵活多样，可以按自愿的原则在小组里推选出一个成员进行分享，也可以由教师随机选择某些小组汇报讨论结果。一节课不一定每个小组都有机会，但在整体的课程中应该使各组的机会均等。对于大家存在的共性问题，教师可以组织大家互相答疑解惑。这一环节大致持续20分钟的时间。

真实场景：

一位学生展示她的作业：她按照心理护理程序的步骤，通过对患者一般资料、生理状况、心理功能及社会功能的评估，列出该患者存在的心理问题，针对每个心理问题，给出了恰当的目标，又详尽列出了准备采取的心理护理措施。她整个采用的是知识树结构，看起来清晰又明了，大家给了她很多的掌声。这时一位学生对她的作业提出了疑问，她说："我们是针对一个仅有有限病历资料的人在讨论，如果我们到了临床上，不同的人会有不同的经历、不同的性格特点，虽然疾病相同，但存在的心理问题也会不同，甚至针对同一个心理问题，制定的目标和采取的心理护理措施也会不同，我们制订心理护理计划时应该因人而异。"此时，笔者不由自主地给她竖起了大拇指。该学生能考虑到这个层面，笔者认为这才是真正掌握了心理护理的要旨，才真正符合现在临床护理的需求，这才是大学应该培养的适应社会需求的护理人才。

3. 优秀作业展示环节

每一次提交的作业中，教师可以选取一部分优秀作业在全班同学中进行交流。可以是很有特色的作业，可以是非常扎实的作业，也可以是有自己独立见解的一些作业等。展示作业的目的一方面在于能为大家提供可参考的标准；另一方面在于激励学生们的学习热情。这一环节需要5分钟左右。

最后，教师做总结（5分钟）。

【拓展】选取你熟悉的病例资料，编制一份心理护理计划。

发挥学生的发散性思维能力，留给学生探索空间，形成书面作业。

第三节 "护理心理学"对分课堂反思与提升

一、循序渐进

学期开始，第一次课简单介绍对分课堂教学模式的特点、教师和学生的角色定位、大致的教学流程、学生在教学过程中需要做好的准备工作等。

接下来可以先从小对分（当堂对分）开始。当堂对分是当次课教师讲，学生学，生生讨论，师生、生生互动一气呵成。对分课堂是一个新生事物，人都有习惯性思维，都喜欢熟悉的事物，学生数年来都习惯了传统教学模式，上课习惯性地看教师神采飞扬的"表演"，而对分课堂是教师讲要点、重点、难点，更多的知识需要学生自己去探索、去发现、去领悟，会有一部分学生在一段时间不适应，特别是对于部分专科学生，自己学习的能力不够强，往往会产生抵触情绪。如果从当堂对分开始、从简单的任务开始，让学生感到这样的学习并不困难，再加上教师适时的鼓励和引导，激发学生学习的积极性，经过几次尝试（笔者一般会进行4~5次），学生既熟悉了对分课堂的模式，又锻炼了自主学习的能力，还形成了自己解决问题的习惯。

在随后的课堂教学中，根据单元内容采用小对分和大对分（隔堂对分）相结合的方式教学。特别是隔堂对分，学生可以利用丰富的学习资源，充分吸收所学知识，为课上学生之间的交流打下坚实的基础。

二、讲授内容的取舍

基于传统的教学习惯，大多教师会认为单元知识要讲深、讲透，否则学生可能会不理解。而实际情况是只要激发学生的潜能，学生就是无所不能的，讲授环节只帮学生分析基本概念和原理，提炼内容精要即可。讲授环节旨在引导学生思维，为学生的自主学习提供基本框架和思路，教师发挥的是先锋组织者的作用，要给学生留下更多的思维空间。

三、桌签的妙用

一开始上课，笔者会给学生每人发一张可以制作桌签的白纸，要求他们尽可能个性化地自制桌签，要求字体足够大，保证教师在讲台上能够看清楚，每次上课时都要摆在自己面前，下课折叠好加入自己的书本中。桌签的好处在于，讲课时起到监督作用，讨论和成果展示时教师随时可以叫到想提问的学生的名字，笔者从中很受益，建议同仁们可以效仿。

四、分组技巧

分组时最好4～5人一组，人太多的话，小组讨论时学生没有充分的发言机会，有人会溜号，有人会失望；人太少的话，贡献的智慧也少，讨论时常常不够激烈。平顶山学院医学院学生的教室和座位是不固定的，他们上课时一般是关系要好的、一个宿舍的同学坐在一起，"护理心理学"的课堂上常常没有固定的分组，一般是就近3～4人一组，这样讨论时每个成员都有机会陈述自己的观点，每次课组员可能都有不同。这样的好处是不同性格、不同学习能力的学生在一起讨论会取长补短。几乎每次讨论气氛都比较热烈，偶尔会有个别学生心不在焉。究其原因，大多与学生本人因素有关，还没有发现与分组不当有关的原因（但很多教师建议组员固定）。组内成员不固定的唯一缺点是记录小组成绩时不方便，但只要运用好桌签，便会很简单。

五、讨论与展示

在学生的讨论环节，教师要特别强调"带着作业来讨论，禁止讨论时间写作业"。通过教学实践笔者发现，如果学生课下作业能及时完成，形成自己的观点和看法，小组讨论时就会很顺利、很热烈，学习任务完成的也会很好。讨论时间的长短应根据我们的课程安排，更重要的是根据学生的讨论状态，适当弹性安排。在展示环节，根据讨论环节各组的情况，或自由发言，或点将陈述，点将一般会找讨论时特别投入的和特别不投入的两种类型。第一种类型可以引领班级小组的学习；第二种类型更多的是能起到督促作用。展示环节，教师要善于倾听，善于发现学生的闪光点，给予学生更多的鼓励和激励。如果抽点到学生没有准备好发言内容时，就让学生表述课本内容、基本概念。告诉学生"自己认为看懂了不够，能表达才是真会了"，鼓励学生勇于表达、展示自我。

六、作业布置

作业布置是教师们最困惑的地方，每节课都要费尽心思地设计作业，总害怕布置的作业难度太大、内容太多，学生可能完不成；作业太容易、太少学生又可能掌握不了应有的知识。对于这个问题，我们还应该感谢岳梦琳老师（外科护理学教师），为我们的课程设计了"亮考帮"作业纸（表 2-2），自此，教师布置作业便不是问题，学生在讨论时也都有了互相讨教的依据。

布置作业的原则：让学生围绕学习目标，以教材为基础，以所讲主题为内容，采用"亮考帮"作业纸的形式让学生完成平时的作业。但在实施过程中会发现，受传统学习模式的影响，如果没有具体的作业指引，学生常常不知道该写什么作业，不知道怎样提炼出"亮考帮"内容，所以笔者常常采用布置具体作业和拓展作业相结合的方式，这样会保证不同学习能力的学生都能够得着、吃得饱。

七、课程考核

过去，笔者的课程是一考定终身，实施对分课堂教学后，笔者更加注重过程性评价，考核方式分为以下四块。

1. 作业

整个学期布置 15 次作业（课程总共分 17 个知识单元），学生自选 10 个作业完成即可，每次作业满分 3 分，共计 30 分。作业评分：不交、迟交无分，1 分合格，2 分良好，3 分优秀。作业的目的是督促学生课后阅读课文，保证理解基本内容，能够在随后的课堂上进行深入、有意义的交流讨论。希望学生以作业为导向，去整理自己学习时理解主题内容过程中的助记和概要。鼓励在理解的基础上进一步写出独特的分析、思考和体会。作业的形式鼓励个性化、多样化，不拘一格，重质不重量，不拼字数，不讲格式，可以是 Word 文档、Excel 表格、视频，也可以是照片。

2. 出勤

出勤占 10 分，缺席一次扣 1 分，扣完为止。

3. 课堂表现

课堂表现占 10 分，基础分值 5 分（只要积极参加讨论都有），课堂积极发言加 1 分，加满为止。

4. 结业考试

结业考试占 50 分。根据期末学校安排的闭卷考试试卷给分。

总分 100 分。这样只要学生能积极参与到课堂上，基本都能拿到 50 分左右，要使这门课程顺利修完，并通过考试，是很一件容易的事情。

八、结语

对分课堂的"对分"，"对"是相对的，不一定是对半，"分"是绝对的，学生是主体，教师是主导，目的是让学生学会，"分"是为了让学生这个"主体"充分体验自己在学习过程中的作用，提高自己的学习自主性和积极性。对分课堂理念清晰、简洁实用，获得了广大师生的高度认可，希望笔者使用对分课堂教学模式的体会能够和广大想使自己的教学效果更明显的同仁共勉。

【课堂掠影】

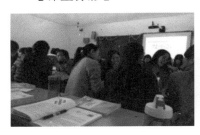

大家激烈的讨论

专注

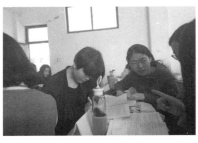

切磋

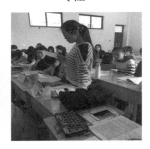

小组代表发言

【优秀学生作业示例】

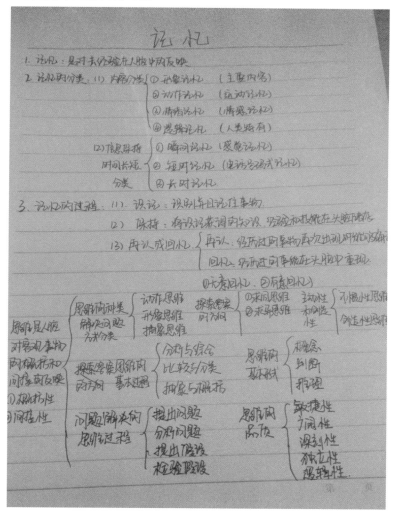

课堂讨论收获

课堂讨论相对于老师讲课更能使学生全身心投入，可获得更好的效果，使同学更深入的学习知识。同时也可加深同学间的了解，促进同学之间的感情。这种学习氛围也可使我们对心理学这门学科产生更大的兴趣。

课堂讨论可促进同学之间的交流，也可用心课知识去了解每个人。了解她们的记忆能力，思维品质的强弱，对事物的想象能力等。可用所学的课堂知识用于实践中，从而使同学对课堂知识可更深刻的记忆。

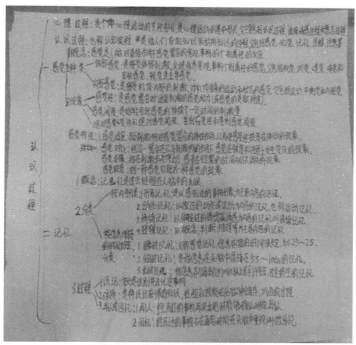

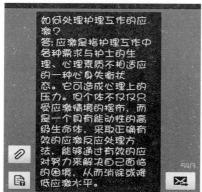

（平顶山学院医学院 刘志平）

第六章

"护理学导论"对分课堂指南

第一节 "护理学导论"课程简介与学情分析

一、课程简介

（一）课程性质

随着社会政治、经济、文化及疾病形态与医疗保健技术和体系的进步，护理学也不断地发展变化。"护理学导论"是引导学生明确护理学的基础理论及学科框架，了解护理学及其发展趋势的一门重要的专业基础课。"护理学导论"的教学目标是为了使学生能适应护理模式的转变，系统而全面地领悟护理专业的独特理论体系及模式，并掌握其他相关学科的理论在护理实践中的应用，使学生能在其专业实践中应用这些理论基础，并为全面提高学生的基本专业素质，培养学生独立思考、独立解决专业问题及创造性思维奠定良好的基础。随着护理教育模式的改变，"护理理论指导实践"的思路日益明晰起来，国内护理院校纷纷将"护理学导论"从"护理学基础"中分离出来，绍兴文理学院于 2004 年开始招收护理学本科时单独开设"护理学导论"课程。目前,本课程共 16 学时,安排在第一学年第一学期完成,共 1 学分。

(二)教学资源

1. 教材

使用的教材为 2012 年人民卫生出版社出版的《护理学导论(第3 版)》,主编为李小妹。

2. 参考教学资料

1)李小寒. 基础护理学. 第五版. 北京:人民卫生出版社,2012。

2)李小寒. 基础护理学学习指导及习题集(本科护理配教). 第五版. 北京:人民卫生出版社,2012。

3)李如竹. 护理学导论学习指导与习题集. 北京:人民卫生出版社,2010.

4)姜安丽. 新编护理学基础. 北京:人民卫生出版社,2012。

5)曹心芳. 护理学导论综合训练教程(医学生专业素养综合训练教程). 郑州:郑州大学出版社,2014。

3. 网上教学资源

微信公众号(护理与教学 zj)、护理学课程网站。

(三)课程教师

课程第一次开课时公布教师办公地点、联系方式(手机号码、QQ 号)。本次课程共三位教师,包括两位正高职称、一位中级职称,其中一位是来自附属医院的临床教师。

(四)教学时间

2015—2016 学年第 1 学期,1~8 周,每周一上午 1~2 节,时间为上午 8:00—9:40。

（五）课程安排

1）第一次课 9 月 14 日：课程总介绍、讲授专题 1：护理学发展史。
2）第二次课 9 月 21 日：讨论专题 1、讲授专题 2：护士的素质。
3）第三次课 9 月 28 日：讨论专题 2、讲授专题 3：健康与疾病。
4）第四次课 10 月 5 日：讨论专题 3、讲授专题 4：需要与护理。
5）第五次课 10 月 12 日：讨论专题 4、讲授专题 5：成长与发展。
6）第六次课 10 月 19 日：讨论专题 5、讲授专题 6：压力与适应。
7）第七次课 10 月 26 日：讨论专题 6、讲授专题 7：护理理论。
8）第八次课 11 月 2 日：讨论专题 7、讲授专题 8：护理程序。
9）11 月 17 日：期末考试。

（六）相关说明

　　课程按照《护理学导论》课程教学大纲要求实施教学计划和教学进度，要求学生认真按辅导材料进行自学，按时阅读教材及相关文献并完成作业。课后各学生本着自愿的原则，组织学习小组，互帮互学，相互交流，讨论疑难问题。课余时间可通过网络或电话直接与授课教员进行定期或不定期的联系。本课程有微信公众号（护理与教学 zj）、"护理学导论"PPT，学生可通过网上进行预习、复习或讨论交流。

二、课程教学内容与要求

（一）护理学的发展及基本概念

1. 目的和要求

　　熟练掌握西方护理学的发展及形成过程、护理学的概念、护理专业的工作范畴、护士的特征要求。熟悉中国护理的发展概况、专业的特征及护理专业、护理专业的发展趋势。了解护士的资历要求及分类、护士的心理素质要求。

2. 主要内容

1）护理学的形成与发展：西方护理学的发展及形成过程，包括古代护理学和现代护理学的发展历程、一些重要的国际性及国家性的护理专业组织及刊物；中国护理的发展概况，包括中国古代护理的产生及发展、中国近代护理、中国现代护理、中国护理学术组织及刊物。

2）护理学的概念及范畴：护理的概念及演变，护理学的概念，专业的特征及护理专业，护理专业的工作范畴。

3）护士角色及素质：护士的角色，护士的特征要求，护士的资历要求及分类，护士的心理素质要求，护理专业的发展趋势。

3. 学习重点和难点

1）重点：南丁格尔的贡献、护理的概念的发展过程、护理专业的工作范畴。

2）难点：护理学的基本概念、护理专业的特征。

（二）健康与疾病

1. 目的和要求

熟练掌握：健康概念、疾病概念、影响健康的因素、促进健康及提高生存质量的护理活动、疾病对患者及社会的影响。熟悉健康的测量指标、生存质量、疾病发生的原因、健康与疾病的关系、世界卫生组织卫生保健的战略目标。了解患病行为及心理、了解初级卫生保健。

2. 主要内容

1）健康：健康、亚健康的概念，影响健康的因素，健康的测量指标，生存质量的概念、判断标准及模式，促进健康及提高生存质量的护理活动。

2）疾病：古代的疾病观，近代疾病观，患病、疾病状态与疾病的概念，现代疾病观的特点和要求，疾病发生的原因，患病行为及心理，角色与患者角色的概念，常见的患者角色适应不良及心理原因，护士在帮助患者角色适应中的作用，疾病对患者及社会的影响，预防疾病的措施，健康与疾病的关系

3）医疗卫生方针及保健体系：世界卫生组织卫生保健的战略目标，初级卫生保健，中国的医疗卫生方针，中国的医疗卫生保健体系。

3. 学习重点和难点

1）重点：健康概念、影响健康的因素、促进健康及提高生存质量的护理活动、疾病的概念、疾病对患者及社会的影响。

2）难点：健康的测量指标、生存质量、促进健康及提高生存质量的护理活动。

（三）人的基本需要

1. 目的和要求

熟练掌握需要的概念、影响需要满足的因素、马斯洛的需求层次理论、需要理论对护理的意义。熟悉需要的分类、需要的特征、韩德森的患者需要模式、应用需要理论满足不同服务对象的基本需要。了解卡利什的人类基本需要层次理论。

2. 主要内容

1）需要概述：需要的概念，需要的分类，需要的特征，影响需要满足的因素。

2）需要的相关理论：马斯洛的需求层次理论及各层次需要之间的关系，卡利什的人类基本需要层次理论，韩德森的患者需要模式。

3）需要与护理：需要理论对护理实践、理论、教育、管理、研究的意义，应用需要理论满足不同服务对象的基本需要。

3. 学习重点和难点

1）重点：需要的概念、影响需要满足的因素、马斯洛需求层次理论、需要理论对护理的意义。

2）难点：马斯洛的需求层次之间的关系，服务对象未满足需要的识别。

（四）人的成长与发展

1. 目的和要求

熟练掌握影响成长与发展的因素、弗洛伊德的人格结构理论和人格发展理论框架。熟悉成长、发展和成熟的区别和关系、科尔伯格的道德发展理论。了解艾瑞克森对人格发展的分期及各期的心理社会危机、皮亚杰认知发展学说中认知发展各阶段的特征。

2. 主要内容

1）成长与发展概述：成长与发展的基本概念，成长与发展的基本内容，成长与发展的规律，成长与发展的影响因素。

2）心理社会发展理论及其在护理中的应用：弗洛伊德的性心理发展学说及其在护理中的应用，艾瑞克森的心理社会发展理论及其在护理中的应用。

3）认知和道德发展理论及其在护理中的应用：皮亚杰的认知发展理论及其在护理中的应用，科尔伯格的道德发展理论及其在护理中的应用。

3. 学习重点和难点

1）重点：影响成长与发展的因素，弗洛伊德的人格结构理论和人格发展理论框架，艾瑞克森对人格发展的分期及各期的心理社会危机，皮亚杰认知发展学说中认知发展各阶段的特征。

2）难点：弗洛伊德的性心理发展学说在护理中的应用，艾瑞克森的心理社会发展理论在护理中的应用，皮亚杰的认知发展理论在护理中的应用。

（五）压力学说及其在护理中的应用

1. 目的和要求

熟练掌握压力概念、压力源概念、危机概念、适应概念、席尔的压力与适应学说、压力的适应与应对、患者的压力及护理、护士的压力与应对。熟悉拉扎勒斯的压力与应对模式。了解霍姆斯和拉赫的生活事件与疾病关系学说、危机学说、压力与健康、疾病的关系。

2. 主要内容

1）概述：压力的概念，压力源的概念，压力的积极和消极意义。

2）有关压力的学说：席尔的压力与适应学说，拉扎勒斯的压力与应对模式，霍姆斯和拉赫的生活事件与疾病关系学说，危机学说。

3）个体对压力的反应、适应及应对：压力反应的概念，压力的适应概念、层次、特点，压力的应对的概念及分类，压力的预防及应对。

4）压力与护理：压力与健康、疾病的关系，患者的压力源，患者压力的评估护理，帮助患者预防及应对压力的策略，帮助服务对象应对危机，护士的工作压力的概念，护士工作的压力源，护士的工作疲溃感，护士工作压力的应对策略。

3. 学习重点和难点

1）重点：席尔的压力与适应学说，压力的适应与应对，患者及护士的压力和护理。

2）难点：席尔的压力与适应学说。

（六）评判性思维和临床护理决策

1. 目的和要求

熟练掌握逻辑思维概念、循证护理概念、评判性思维的内涵及在护理中的应用、思维的品质、证据的分级。熟悉形式逻辑思维与辩证逻辑思维的区别和循证护理的步骤。了解思维的概念、科学思维的概念、科学思维的方法与形式、形式逻辑的主要内容、评判性思维的层次、临床护理决策的模式。

2. 主要内容

1）科学思维：思维的概念，思维的特征，思维的品质，科学思维的概念，科学思维的方法，科学思维的形式。

2）评判性思维：评判性思维的概念，评判性思维的内涵，评判性思维的层次，评判性思维在护理中的应用。

3）临床护理决策：临床护理决策的定义，临床护理决策的模式，循证护理，临床护理决策与循证护理的关系，循证护理的步骤，证据的分级、系统评价。

3. 学习重点和难点

1）重点：逻辑思维概念、推理概念、思维的品质、循证护理概念、循证护理的步骤、系统评价概念。

2）难点：形式逻辑思维与辩证逻辑思维的区别、评判性思维的内涵及在护理中的应用、循证护理的步骤、证据的分级。

（七）护理程序

1. 目的和要求

掌握下列概念：护理程序、护理评估、客观资料、主观资料、护理诊断（现存的、潜在的、健康的、综合的）、合作性问题、护理计划、护理目标（长期、短期）、护理评价；掌握护理评估的内容、步骤；掌握护理诊断的分类方法及组成部分；掌握制订护理计划的过程；熟悉护理程序的基本理论；熟悉评估的方法；熟悉护理诊断与医疗诊断的区别；书写注意点；熟悉实施过程；熟悉评价过程；了解护理程序的特征与发展历史；了解实施计划的记录方法。

2. 主要内容

1）概述：护理程序的概念及发展历史，护理程序的相关理论基础。

2）护理评估：护理评估的概念，评估的内容和方法，资料的分类，资料收集的途径，护理评估的步骤。

3）护理诊断：护理诊断的概念及命名意义，护理诊断的发展历史，护理诊断的分类方法及标准，护理诊断的组成部分，护理诊断的形成过程，护理诊断与合作性问题及医疗诊断的区别。

4）护理计划：护理计划的目的和意义，护理计划的种类，护理计划的过程。

5）护理实施：实施的过程，实施护理计划的常用方法，护理实施的动态记录。

6）护理评价：护理评价的目的及意义，评价过程，护理质量评价。

3. 学习重点和难点

1）重点：本章的基础概念：护理程序、护理评估、护理诊断、护理计划、护理实施、护理评价，护理程序的步骤，护理评估的方法、内容及步骤，护理诊断的分类方法及组成部分，护理计划的过程。

2）难点：护理持续的相关理论基础，护理诊断的分类方法及组成部分，护理诊断与合作性问题的区别，护理计划的过程。

（八）护理理论

1. 目的和要求

熟练掌握护理理念概念、护理理论概念、奥瑞姆的自护理论。

熟悉护理理念的历史发展过程、罗伊的适应模式、纽曼的健康系统模式、护理理论的特征和分类。了解理论概述、其他护理理论。

2. 主要内容

1）护理理念：理念的概念，理念的作用，护理理念的概念，护理理念的历史发展过程，护理理念与护理理论的关系。

2）护理理论：理论的定义，理论的组成，理论的目的，理论与概念框架，护理理论的概念，护理理论的发展背景，护理理论的特征，护理理论的分类，护理理论的作用，护理理论在护理实践中的应用。

3）常用的护理理论：奥瑞姆的自护理论，罗伊的适应模式，纽曼的健康系统模式，其他护理理论。

3. 学习重点和难点

1）重点：本章的基础概念：护理理念、护理理论，奥瑞姆的自护理论，罗伊的适应模式，纽曼的健康系统模式。

2）难点：奥瑞姆的自护理论，罗伊的适应模式，纽曼的健康系统模式。

（绍兴文理学院　周　瑾）

三、学情分析

学生原有的知识和技能、学习新内容之前原有知识和技能等方面的准备水平是学生学习新知识和形成新能力的必要条件，很大程度上决定了教学的成效。学生的发展和成长是智力因素和非智力因素共同作用的结果，学生的心理需求就是非智力因素之一，它是学情的重要组成部分。

本次"护理学导论"课程教学班级是护理学 151 班、护理学 152 班，共 60 人，护理专业为第一志愿的学生的比例不高。其学情有如下特点：①自我意识较强。作为九五后的学生，在生活和学习方面个性较强，有的学生个人意识、自我优越感较强，团队合作能力较差，甚至有部分学生专业思想不够稳定，自由散漫，学习目标并不明确。②思维活跃，善于自我展示。学生大多家庭成长环境较好，表现出思想活跃、兴趣广泛、动手能力较强、善于交际和表达自己，也渴望表现自己，尤其在社会实践活动中参与意识强、积极性高，但对理论学习兴趣并不大，对大量的知识灌输接受力较差。③课程基础欠缺。"护理学导论"一般安排在大一第一学期，学生以往对护理专业的了解非常浅显，大部分本科二批的学生专业思想不够稳定，有转专业意向的学生占有一定的比例；以往较少或没有接触过护理专业知识，尚未形成对医学护理类课程的学习方法和思维方式。④部分学生关注知识的实用性远高于关注知识的启迪性，理论性相对较强的教学方式较难吸引学生。

第二节 "护理学导论"对分课堂教学课例

一、课例背景

护理专业学生专业成长的标志在于对专业内涵的理解，对事业的挚爱，只有达到将护理工作由"职业"飞跃到"事业"的认同，才会全身心地服务于患者。"护理学导论"课程面对的是护理学专业人才培养方案一年级新生，属于护生的专业入门课程。"护理学导论"课程应首先引导护生对护理专业有正确的认识。随着临床上护患矛盾的日益突出，护士大量流失，越发显得护理专业的入门教育格外重要。课程组依据现代护理专业的核心价值观和南丁格尔护理理论，侧重护生能力的培养和对护理专业的感悟，以及在内心对护理专业认识的升华，将讨论式、参与式教学模式引入教学过程中，旨在学生入学之初，引导其对护理专业有正确的认识，建立明确的、内在的护理专业信念，培养职业认同感，激发学习兴趣，自觉学好护理专业。

由于绍兴文理学院课程学时安排较少，"护理学导论"课程内容较多，根据教学大纲的要求，结合学生未来发展的需要、执业考试的要求等对教学内容进行取舍把握，要向大一的学生交代清楚教与学的方法，怎么教、怎么学，课堂、课后的安排等。

二、课前准备

（一）学习团队组建

1. 团队的组建

团队的组建采用综合成绩分组、随机分组、自由组合等几种方法联合组队。可在第一次上课时分好组，4 人一组，给每组的 4 个成员编上号，4 人分别轮流担任小组长。

2. 团队合作学习

根据学习任务的不同采取组内不同编号学生结对交流、组内成员交流、组间交流、全班交流等不同形式。各自复习掌握基本内容，课堂讨论深化理解、克服难点，并分享有价值的学习体验。组内成员以 A、B、C、D 编号，便于老师组织活动，在最大程度上给每位学生参与的机会。重新分组时也可利用编号进行重组。每组小组长（leader），帮助组织、协调、监督组内成员的活动。团队成员讨论时控制音量，以自己团队成员听清为宜。

（二）教学方式告知

通过导学，告知学生"护理学导论"课程教学方式。护理学导论第一次课为第一章"护理学发展史"，结合学生的年龄特点和已有的知识结构，在教学中设计护理学导论"导学"的形式呈现给学生，讲清教师讲什么、怎么讲，学生学什么、怎么学，对学生的要求、可能的收益等，促使学生积极思考，变被动学为主动学，让课堂更高效，需要 10～15 分钟。

"导学"能让学生了解对分课堂：对分课堂教学模式（www. duifen.org）（讲授与讨论相结合）与 E-Learning 线上学习平台是构建保留传统教学精华而又吸纳网络时代进展的一种新教学模式。教师课堂讲授章节重点内容（精讲，讲框架，突出重点，讲清难点），1 周后回到课堂。下节课前一半时间交流讨论，后一半教师讲授下一章节内容。学生课后独立学习，观看视频、阅读指定材料，选择书后的重要观点、理论或概念和复习问题（自己能够回答）预备交流，完成作业，即写出读书笔记或课堂反思作业，展示精彩片段（"亮闪闪"），并准备问题（3 个"帮帮我"，3 个"考考你"）。读书笔记（或反思日记）上交教师评分。上交个人作业后，利用微信或 QQ 平台进行小组讨论，挑选精彩片段，凝练问题，形成小组作业上交。

三、教学辅助

（一）桌签的妙用

桌签便于教师快速熟悉学生姓名，消除师生之间的距离感。

1. 桌签的制作

课前学生自己准备桌签，用于课堂教学，要求学生每次将姓名桌签摆放在课桌的左前方或者右前方。

2. 桌签的使用

在对分课堂中，有一半左右的时间是用来组内学生与学生之间、教师与学生之间进行组内、组间和班级层次上的互动交流。由于种种原因大部分教师不能叫出学生的姓名，桌签可帮助教师获得学生姓名，有助于提升课堂交流的效果（图 6-1）。

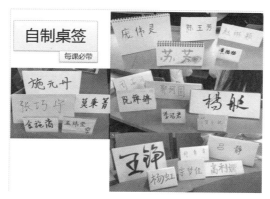

图 6-1 桌签

　　在小组讨论阶段，如果有个别的学生因为懒惰或者其他原因不能很好地参与到小组讨论中的时候，教师可以给予适当的干预，根据姓名桌签直接称呼相应学生名字是对学生的尊重，称呼姓名能够消除师生之间的距离感，会很快缩短师生之间交流的距离，更容易达到教师干预的目的。在班级层面的交流进行时，为了引导学生的分享交流更为深入，教师通过称呼名字的方式能使学生感受到老师的重视，主观心理感受比较好，交流会比较轻松，流畅。有时会遇到冷场的情况，由于班级气氛、准备不充分或者其他原因，学生参与交流分享不积极时，教师可以根据课堂现场的观察利用桌签来点名，引导学生参与到互动分享活动中。因为种种原因不愿意参与讨论的学生，可能因为教师的直接关注而不好意思不参与进来，因为名字就在哪里，是教师通达学生的直接工具，让学生减少了匿名感，避免了逃避的心理。在讨论过程中，教师根据姓名桌签的提示直接喊名字，甚至不带姓的名字，会在交流中产生奇妙的作用，师生之间的距离感消失了。

　　桌签给教师带来了便利，为教师和学生之间的沟通创造前提条件，提升了师生互动的质量；从课堂管理的角度能够减少学生开小差、上课睡觉和玩手机等行为的匿名感。

（二）线上交流

要求学生实名制加入基础护理学学习群：429984802，要注明班级+姓名（如 151×××），同时关注教师个人微信公众号（护理与教学 zj），接收相关学习资料。

四、"人的基本需要"对分课堂教学课例

"人的基本需要"对分课堂教学实施，为本课程第三次课的第二节课讲授，第四次课的第一节课讨论。

（一）精讲部分

根据教学大纲的目的和要求，本章需要熟练掌握需要的概念、影响需要满足的因素、马斯洛的需求层次理论、需要理论对护理的意义；熟悉需要的分类、需要的特征、韩德森的患者需要模式、应用需要理论满足不同服务对象的基本需要；了解卡利什的人类基本需要层次理论。

"人的基本需要"主要内容包括：①需要概述：需要的概念、需要的分类、需要的特征、影响需要满足的因素；②需要的相关理论：马斯洛的需求层次理论及各层次需要之间的关系；③需要与护理：需要理论对护理实践、理论、教育、管理、研究的意义，应用需要理论满足不同服务对象的基本需要。

结合学习重点和难点进行重点讲解。①重点：需要的概念、影响需要满足的因素、马斯洛的需求层次理论、需要理论对护理的意义。②难点：马斯洛的需求层次之间的关系。服务对象未满足需要的识别。

卡利什的人类基本需要层次理论重在指出马斯洛的需求层次理论，而韩德森的患者需要模式简要讲解 14 项需要。对应用需要理论满足不同服务对象的基本需要做简要介绍后主要放入讨论课中。

（二）讨论环节

1. 讨论内容

根据学生所做的"亮考帮"作业。讨论时学生可持作业、教材和其他教学参考资料进行讨论。大一的新生对护理缺乏了解，接触社会也比较少，个人的经历中与疾病相关的需要缺少亲身的体验，借助作业让学生有话可讲。

2. 讨论环节

讨论课开场时教师先说明课堂组织安排与要求，学生先进行组内交流讨论，用时 20 分钟左右，根据作业"亮考帮"作业进行，交流讨论习题时，组内成员互相交流作业，达到取长补短的效果。此时，教师主要是在各组进行旁听，注意观察学生讨论的情况，对有困难的团队适当干预指导，进行 15 分钟左右时要提醒学生时间。进行组间交流，由学生主动发言交流组内讨论的情况，有"帮帮我"的内容，如住院患者有哪些需要，如何满足患者的需要？也有"考考你"的内容。学生全班交流（15 分钟）、教师抽查（5 分钟）、总结（5 分钟）。跨组交流对学习内容进行表达与质询，最后教师答疑、总结。

第三节 "护理学导论"对分课堂反思与提升

一、讨论技巧

（一）讨论流程

组内交流（5～20 分钟）、组间交流（5～15 分钟）、全班交流（5～10 分钟）、教师抽查（5 分钟）[也可通过读书笔记展示（1～5 分钟）]、老师总结（5 分钟）。时间为大致分配，具体时间可自行决定。跨组交流可对学习内容进行表达与质询，最后教师答疑、总结。交流讨论习题时，组内成员互相交流作业，达到取长补短的效果，通过听取学生汇报、交流提高学生的知识、情感与能力。

（二）讨论组织

讨论可围绕读书笔记、"亮考帮"进行，时间：小组讨论10～20分钟→组间班级交流15～20分钟→教师小结反馈5分钟。讨论可分4～5个环节进行，即小组讨论、小组代表自主发言、教师抽查小组发言、学生自由提问、教师总结，可以根据情况采用。小组讨论一般设时10～20分钟，可提前5分钟提醒讨论时间快到，让小组抓紧时间讨论。随后进入讨论环节，小组可选择主动发言，让那些有准备充分、有自信主动参与的小组有机会表达自己的观点（图6-2、图6-3）；为避免有的小组不主动参与，教师抽点1～2个小组，每组随机抽人，让学生表述本组讨论的精华。同时抽点1～2个小组刚刚讨论的内容，或提出小组都感到疑惑的问题，以督促学生小组讨论时认真参与。抽查的随机性让每个学生都不敢懈怠。小组讨论时，教师注意观察，看哪些学生不认真参与，抽查时就点这些学生发言。通过抽查来提醒不认真参与小组讨论的学生，是保证小组讨论质量的一个十分有效的关键措施。

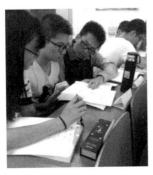

图6-2 大一学生"护理学导论"隔堂
对分小组热烈讨论中1

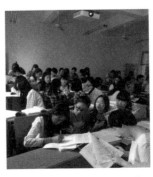

图6-3 大一学生"护理学导论"隔堂
对分小组热烈讨论中2

发言的学生就从座位上站起，面对全班发言（图 6-4）。一个学生代表最多讲 1～2 个点，留着时间转换到其他组的学生，注意干预时间与问题。教师对于学生的发言，要有反馈，可点头示意，也可以微笑示意，以示同意学生所讲，但是注意不要批评学生。学生提的问题，如有必要，可以抽点其他组的学生来回答，能增加学生互动，还督促全班学生认真听发言。有些问题，如果代表性不强，可以不必回答，教师可以利用课后时间单独讲解。代表性强的问题，教师要多花时间，以让学生可以有较为透彻的理解。

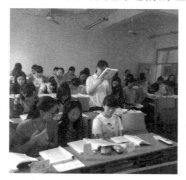

图 6-4　小组学生代表交流发言

最后，教师可以做简单的总结，并把学生没有涉及的比较重要的内容再讲一下，时间为 3～5 分钟。

（三）讨论提示

回顾重要概念，表述个人理解，互相切磋，互相挑战，互相启发，深入理解，共同克服难点，分享体验，开阔视野，展示个性，锻炼合作。在学生离题较远时，教师可进行干预，引导学生回到主题内容。

（四）讨论记录

讨论时小组可做一些记录，既可在小组发言时用，又可作为评价小组讨论情况的依据，同时又能培养学生归纳总结的能力。

（五）学生感言

甲学生说："'对分课堂'给予我最大的感受是课堂上讨论的机会比较多，每个人可以就书本上看不懂或想要深入钻研的问题展开讨论，这样既锻炼了语言表达能力，又能增强组织能力。课前预习的必要性也显得尤为重要，课后复习也是一种产生新知识的过程。'对分课堂'使我们主动地进行讨论，所以必须准备讨论资料，或是把书本上不懂的地方划出来，或者在讨论过程中产生了疑问，课堂成了一种具有弹性、发挥个人潜力的地方，也可以借鉴不同学生的好想法。"

乙学生说："在每次讨论中，对我挑战最大的是由于看书不够仔细、认真，提问方式不合适，思维不严密而招致的同学们的各种质疑，容易产生歧义，使自己感觉很紧张。"

丙学生说："在教学中，希望老师多给小组发言的机会，那么小组内难以解决的问题就会很好地公开在课堂上得到多方的支援。"

丁学生说："这种教学方法可以对我们的课堂学习产生很大的影响，通过这种方法，我们在课堂上的主动性和积极性会有很大提高，不再是像以往一样只被动地接受，我们会思考的比较多。同时，在课堂上的分组讨论也有利于我们大家积极参与到课堂学习中，每位同学都有机会发表自己的想法和观点。还有，我更喜欢随机分组进行讨论，这样可以和更多不同的同学交流和学习，如果是固定分组，时间久了，组内就没有刚开始的那种积极性了，或者在讨论的时候，也可能出现聊天现象。"

戊学生说："每次讨论中，对我来说最大的挑战是有些知识点看是看了，但是在讨论的时候，未必就能完全把它表达出来，这当然也在于看书不够认真，同时还有讨论的时候，提不出具有很大意义的问题，这让人很是苦恼，书也看了，主要原因在于思考得太少，临床实践经验也没有。"

己学生说："我觉得这种方法对于我们课前预习也挺好的。如果想要在课堂上去讨论，那么就必须得提前预习。课后复习的作业，我觉得我做得不够好，只是完成老师布置的作业。"

庚学生说："对分课堂这种课堂跟从前的教学方法不同，它对学生的自主性要求较高。运用这种方法，我们在课前需要看相关内容，需要思考问题，在课堂上需要对问题进行讨论，课后也需要一些补充，因此花费的时间也就相对较多。以往的学习我们只需要上课听讲就可以，不用花时间去提疑问，对于我们来说相对轻松。虽然'护理学导论'对分课堂已经结束，但自我感觉收效不是很大，总感觉这种满篇地看书抓不住重点，而且有时候看完也不太清楚到底讲了些什么。也许是没有亲身实践过，总是不太清楚需要做的内容。还是希望老师以后多讲解内容，喜欢听老师讲解。"

辛学生说："对分课堂对我们的课堂学习和课外学习有重大影响。首先，它进一步改善了我们师生关系，不再是老师放 PPT 在上面讲，我们在下面抄笔记，而是给了我们更多的互动和自由学习的机会，这种互动不仅是师生之间的，而且也是学生与学生之间的。其次，它培养了我们的自学能力和组织能力，将我们由以往学习模式中的倾听者变为学习的参与者，能让我们有机会去发现不懂的地方，带着为什么会是这样等问题进行学习，而不只是我来了，我听了。同时，为了能够在讨论时将自己的疑惑表达出来，我们会提前预习，然后组织语言，这也提高了我们的组织能力。还有拓宽了我们的学习空间，为了解决自己发现的疑惑和不解，我们会上网或查阅其他资料。同时，组内相互交流，拓宽了学习空间，也拓展了学习内容。"

二、作业布置

（一）目的

布置作业的目的是督促学生课后复习，保证其理解基本内容，为小组内深入、有意义的交流讨论做铺垫和准备。

（二）读书笔记和精彩片段

读书笔记和精彩片段是学生在学习、理解相关内容过程中的助记和概要。鼓励学生在理解的基础上进一步写出独特的分析、思考和体会。读书笔记的形式可以多样化，不拘一格，如用思维导图形式，或者通过 QQ 等网络平台递交电子版或照片。

"亮闪闪"：精彩片段部分请列出学习过程中自己感受最深、受益最大、最欣赏的内容等，至少 1 条，更多不限。

"考考你"：列出自己弄懂了，但是觉得别人可能存在困惑的地方，用来挑战别人，至少 3 个，更多不限。

"帮帮我"：列出自己不懂的问题，讨论时求助别人，至少 3 个，更多不限。

（三）作业模板

按照"亮考帮"进行，并要求学生手写，以防止学生复制其他学生的作业。作业模板如表 6-1 所示。

表 6-1　护理学导论课程章节作业（第　　次）

班级：　　　　　　姓名：　　　　　　学号：　　　　　　完成日期：
一、读书笔记和精彩片段（可加页）
二、亮闪闪

三、考考你

四、帮帮我

（四）作业评价

个人作业：5分合格，6分良好，7分优秀，迟交无分；小组作业：2分及格，2.5分良好，3分优秀。

（五）作业反馈

教师及时对作业进行反馈，集中反馈与个别反馈结合，集中反馈以口头为主，教师总结存在的优点与不足，普遍的与特殊的集中进行。个别反馈以书面作业批改为主。

三、课程考核

（一）课程成绩

课程成绩由平时成绩和期末理论闭卷考试成绩两部分组成。应采用过程性和结果性相结合的方式，过程性的评价方式包括作业、课内测试等。平时成绩占40%（作业10次，每次10分，其中个人作业7分，小组作业3分；平时表现，加分项目），期末考试占60%（90分钟），理论闭卷考试。

（二）加分项目

1）文献报告查阅、检索中外文文献，培养分析、综合概括能力。中文核心期刊网 10 篇同主题的期刊库文章，提交详细的 Word 文档；每个学生交一份 PPT 制作的报告，满分 5 分，学期末交。

2）团队报告 3～4 人组成团队针对护理学难点、热点问题准备报告或典型案例分析，Word 电子版，学期末交。

（三）扣分提醒

允许学生缺席一次，但要做作业，并请人按时代交。事前请假，需有辅导员请假条，事后请假无效。请假获准者，作业应尽量按时交（最迟延后一周）。其他缺席，作业无分。无故缺席第 1 次扣 4 分，第 2 次扣 6 分，第 3 次扣 10 分（即缺席 3 次或以上，签到分为 0 分）。

四、反思提升

（一）课程开课第一讲须做好导学

课程开课第一讲须做好导学，让学生明白教师怎么教、学生该怎么学。

1. 目的意义

以学生为主体的建构主义倡导课堂教学是师生相互协商合作的过程。建构主义认为学习是一个主动建构的过程，学习者不是被动地吸收信息，而是主动地建构信息。它提倡在教师指导下，以学习者为中心的学习，学习者是知识意义的主动建构者，教师则是意义建构的帮助者和促进者、知识的导航者、教学过程的组织者和指导者。课程导学是教师把课程总体的教学设计，对教学活动进行的系统规划、安排与决策告知学生。让学生了解课程基本概况，如教师怎么教、学生怎么学、有哪些资源可以利用、考核将如何进行，让学生的学习过程真正成为一个主动建构的过程，通过导学厘清教、学的目标，方法与策略，在"护理学导论"课程开课第一讲以课程导学的形式能让学生更好地学好这门课。

2. 导学内容

1）首先告知学生教师要教什么、怎么教。教什么主要是向学生介绍课程概况，指出课程性质和地位、课程任务、课程学习目的，以及课程前后的衔接和课程应用；怎么教是要向学生交代教师在课程教学过程中会采用什么样的方法、设计的教学方案，让学生明白教师的目的，激发学生的学习兴趣，或给予学生外在的压力。

2）其次是学生学什么、怎么学。这是导学的重点，要发挥学生的主体作用，关键在于教给其学习的方法，让学生由"要学"到"学会"，再过渡到"会学"，在导学中须介绍对分课堂的方法，让学生了解自己本课程中应该如何学习，课前、课时、课后如何合理应用多种学习方法，如自学、团队学习、反思学习，学会在讨论学习。

3）让学生知道教师要怎么评价他们，如何评价。对考核方式说明是必要的，让学生在学期初就清楚有哪些方法评价他们，该怎么学习才能符合课程的要求、教学的要求。课程采用形成性与终结性评价相结合的评价模式，结合课程特点设计考核比例与要求。形成性评价是指在教学的过程中通过各种教学活动对学生的学习效果、能力、态度和团队合作等进行观察和评价。形成性评价强调的是过程，须通过反馈说明评价内容与达到目标之间的差距，以及说明如何达到目标的方法。终结性评价强调的是结点或起点，包含有概括和总结的含义，也就是对学生整个学习过程的一个总结性的评价，在某种程度上也可以用来评价教师的教学效果。通过二者的结合，既可以促进学生自主学习，又可以指导教学过程，使教师和学生双方都受益。

对分课堂强调的是学生的自主学习和积极参与过程，对学生学习效果的评价不能只采用传统的考试方式，要突出过程性评价要将平时的学习过程、学生参与与学习效果的成绩作为考核指标之一，根据学生的课后作业，课堂讨论及最后考试成绩来评定学生的学习效果。并且为了提高学生平时的学习参与学习效果，在学习评价指标构成方面也要做相应的调整。平时成绩占 40%～50%，期末考试成绩占 50%～60%。对分课堂注重过程性学习，把有效学习应该付出的努力分散到整个学期，有效地避免了传统课堂中普遍出现的学生考前高度紧张、"临时抱佛脚"的现象。

（二）采用合适的分组方式

对分课堂的讨论分组问题，可几种分组方式联合应用，随机分组、自由组合。分组人数以 4～6 人为宜。第一次可以采用随机分组的方法。选择的学生与学生之间差异性（性格、课堂发言积极性、活跃度等）很大，有助于激励和激发组员之间的相互学习。以后可根据情况把第一次的随机分组成员固定下来进行固定分组，也可根据座位进行随机分组或由学生进行自由组合，不同的分组方式能促进大一新生之间的相互了解，并促进各自火花的碰撞。

（三）合理调控讨论的内容与时间

1. 选择精讲讲授的教学内容

讲授环节，教师不穷尽教材内容，只需把握基本框架和重难点。对分课堂的一个重要环节是学生的内化吸收，也是影响对分课堂效果的关键。教师在备课时必须吃透要讲授的内容，充分把握问题应该引起的思考或者未来发展的方向，为学生提供指引。因此，对分课堂对备课的要求很高，教师不仅要对要讲解的内容了然于胸，还要对需要学生思考的问题、可能引发的讨论及话题有所准备。与传统课堂讲授模式相比，对分课堂明晰了教师与学生在教学过程中的职责、任务与权力，增强了学生学习的主动性，学生不只是知识的接受者，通过内化吸收和课堂讨论而成为知识的发现者和知识的交流者，使学生真正参与到知识构建过程，而教师回归到学生学习"引导者"的正确定位上。对分课堂实施中，教师重点拨而不穷尽，给学生留出探索空间，学生学习动机增强，教师回归到学生学习的"引导者"身份。

2. 合理安排控制讨论讲授时间

第一学时前半节，学生以小组为单位，以作业为基础，展开讨论，互相提问、答疑，同时发表自己对相关问题的见解。教师从全局上把握学生的讨论节奏和氛围。第一学时后半节，教师与学生互动讨论，解答学生的疑惑，展示、点评优秀的读书笔记。第二学时，教师进行新内容的讲授。后面各周授课以此类推。需要注意的是每次的课堂讨论必须是有效的讨论，教师要承担起"导演"的角色，同时要充分发挥组长的作用，关注并引导各小组的讨论。真正实现师生双向互动，激发思维的火花。

3. 注意观察学生课堂表现

一个好的教师应该具备的一个重要特征就是善于观察学生在课堂中的反应，除了讲授之外，更应该去观察学生的表现，了解学生的感受，从学生的角度去感受，从一个初学者的角度去想。在用对分课堂后，有一次我和两个学生聊天，他们提到有很多的有关临床疾病、护理的知识，医院内发生的一些现象其实并不懂，而讨论的内容却又是需要一定的临床护理基础知识的。因此需要从学生的角度上，在讲授和讨论中应用更多生活中的例子，以学生能接触到的为例，在讨论中让学生抛问题，每个小组每次都要换不同的人上来发言。这种面对面的交流、观察也是慕课等这些课程改革中缺少的。

（四）引导改变学生的学习态度，提高课堂讨论的效果

受到根深蒂固的应试教育的影响，学生已经习惯了教师满堂灌、学生做笔记的授课模式，虽然是被动跟随，但可以不费力气地坐在教室中，不用动脑，考试时只要背书就行。学生不主动参与知识建构和问题探索，缺乏自主性与反思性，使得思辨能力与探索精神的培养无法落实到实处，但他们很少意识到传统学习方式的不妥，需要向学生讲清对分课堂的方法与效果，也要让学生能感受到对分课

堂带来的效果。

在对分课堂模式下，学生通过教师的课堂讲解，把握了重点、难点，为课后的内化吸收奠定了基础，降低了自学的难度，提高了学习兴趣，课后学生可以根据自己的时间安排和学习节奏，进行自主学习，达到对所学内容的全面吸收和理解，辅助练习轻松完成，再回到课堂讨论，学生有备而来，讨论态度积极，有感而发，畅所欲言，不会使课堂讨论偏离主题或流于形式。

（五）及时反馈，及时调整

在对分课堂中，作业和讨论环节是学生比较关注的。对学生上交的作业及时的反馈、评价能鼓励、改变学生的学习习惯与学习效果，对每位学生的作业都有 3~4 次反馈，每次可挑选一些做得好的或者有进步的学生（还有个别应付的学生）的作业进行反馈。

选取部分优秀的作业反馈给学生，并附上教师的话："其他学生的作业也很优秀，虽然没能在这里展示，但也值得表扬。希望同学们看过这几份作业，可以取长补短，更好地完成以后的作业。"

课代表反馈给同学的话："老师说每位同学的作业都完成得很好，大家做得都比较认真。以下作业是比较有亮点的，希望同学们可以借鉴这几份作业之中的亮点，更好地完成以后的作业。"

很多学生收到反馈之后，能更好地投入到学习中，课后的作业越做越好，课堂的参与度也有明显提高。

有的学生说："在做作业的过程中上网查阅了课本以外的内容，收获很大。"有的学生说："在讨论中听到了其他同学和我不同的想法，深受启发，学到了课本以外的知识。"有的学生说："老师，你布置的作业太有特色了，真正让我们投入了学习，查阅了好多相关的资料呢。"

通过反馈，师生双方得到良好的沟通，可调整课程教学内容和对分课堂教学时间的安排。

【优秀学生作业示例】

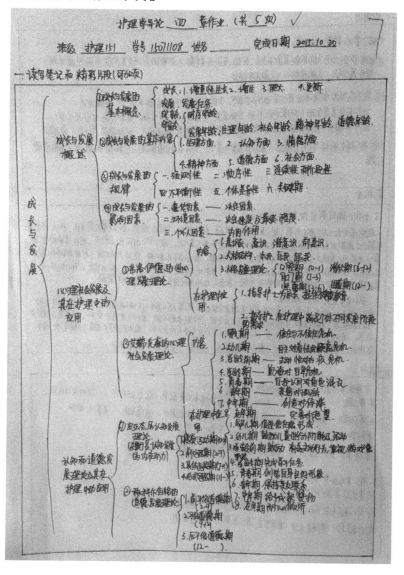

二、亮闪闪.

介绍了弗洛伊德、皮亚杰、柯尔伯格的理论的特点.

① 弗洛伊德认为人的本能是潜意识的, 自己享乐而刺激人活动的原动力是原欲或称为性本能. 分为意识层、人格结构以及人格发展理论.

② 皮亚杰认为认知发展的内在动力是失衡, 个体因失衡产生并寻求再平衡的心理状态. 认知发展是某主动与环境相互作用. 主动发现, 并经同化及顺应两个基本认知过程构成的. 每个体都有一个固有的认知结构或理解框架, 称为基本图式. 认知过程 分为同化和 顺应.

③ 柯科伯格认为道德由成熟认知发展为基础, 分为前习俗道德期、习俗道德期 和后习俗道德 期.

三、帮帮我.

1. 如何正确对待住院儿童心理发展?
住院造成幼儿与父母的分离, 使儿童性进食障碍, 体格增加, 注意力减退, 睡眠紊乱等行为. 因此对待婴儿期患儿应尽可能安排陪伴, 环境充满儿童气息, 减少陌生面孔的出现, 促进亲子情感联结; 对待幼儿期过去治疗过程中要尽量避免患儿, 做出适当的解释. 确定约束时间, 对待学龄前期患儿应为患儿提供陪伴照顾, 用适宜的方法做游戏, 如用听故事说明性质检查自身时, 做所能及同心回答; 对待学龄期患儿童要尽的给予或管理用词, 尽量儿童理解并强化, 使其体验到成就感.

2. 认知发展理论对护理有何意义?
应理解为儿童是积极主动探索和建立环境的结果. 培训对儿童进行发现与推理的过程. 在教学中要善于提供进行具体化, 不需把抽象流行输入给他, 而应当主动一些知识和他们来讲. 要不断挑战性的材料, 让儿童主动配对来解决问题. 应当注意儿童的发展顺序, 以个体成长方式而非等级为标准划分, 因此在教育中注意儿童个别差异, 做到因材施教. 应重视重视, 社会支持对儿童心理发展的作用, 引导进入关键期知识而不是给予.

四、考考你.

1. 分别说明艾瑞克森心理发展的各个时期及发展危机?
① 婴儿期 — 信任对不信任. ② 幼儿期 — 自主对羞怯及疑虑. ③ 学龄前期 — 主动对内疚.
④ 学龄期 — 勤奋对自卑. ⑤ 青春期 — 自我同对角色混乱. ⑥ 青年期 — 亲密对孤独.
⑦ 中年期 — 创造对停滞. ⑧ 老年期 — 完善对绝望.

2. 正确理解生长发育、成熟、发展任务、关键期的概念. 见P87.

3. 生长发展的影响因素.
① 遗传的素是基础.
② 环境素对婴儿的长大, 爸爸、家庭、学校及社会水平, 是对态度及素质程度.
③ 心理素包括认知发展水平, 自我因素, 影响从因素, 是的因作用.

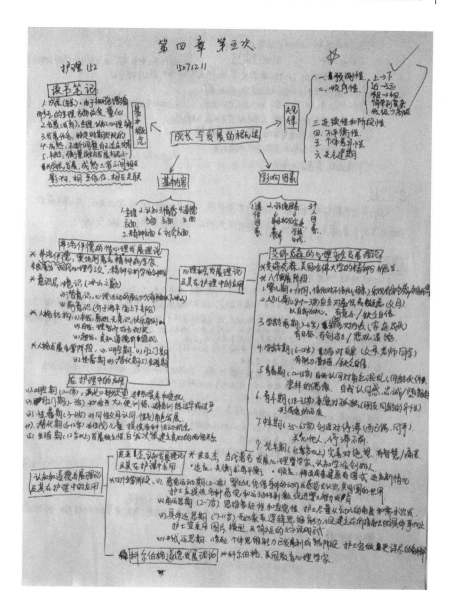

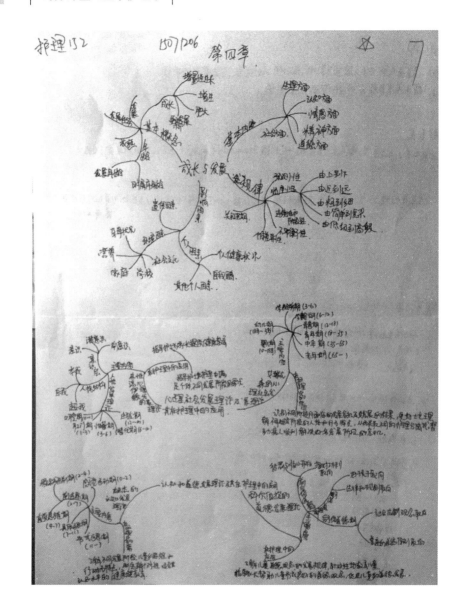

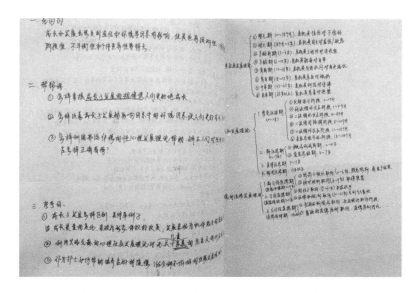

（六）教师需要不断提高自身的综合素质

对分课堂的授课需要教师有扎实的知识储备和积累，要不断跟进学科研究前沿；要了解学生，要与学生及时进行沟通互动，才能保证各环节的教学效果。为此教师要注重自身的积累，认真准备课程教学内容。由于高校教师除了教学任务之外还有繁重的科研任务及其他事项，尤其是青年教师负担更重，同时要在QQ、微信等和学生进行互动，也占用了大量的时间。因此，授课教师要合理安排好时间。建议和学生约定时间，建立QQ群或微信群，在群里集体讨论，其他时间学生可以自由讨论，有些问题学生也可以代答复。也可在QQ群中邀请学长学姐加入，由他们帮助一起解决学习中问题，效果不错。

在用对分课堂的过程中，怎么能够把课上得更好？除了自己要不断地学习、提升之外，还应该深入的学习教学、教育的基本原理，其中也包括心理学中一些基本的学习规律。因为，我们不仅要传授给学生知识，更重要的是要教学生从学会能不能会学、会思考。

参 考 文 献

杜燕飞, 张学新. 2016. "对分课堂"高校课堂教学模式改革的实践与思考. 继续教育研究, (3): 16-20.

姜安丽. 2013. 新编护理学基础. 第 2 版. 北京: 人民卫生出版社.

李乐之, 路潜. 2015. 外科护理学. 第 5 版. 北京: 人民卫生出版社.

刘铁芳. 1996. 试论教育中的交流及其阻隔. 中国教育学刊, (5): 16-20.

熊云新, 叶国英. 2014. 外科护理学. 第 3 版. 北京: 人民卫生出版社.

杨淑萍, 王德伟, 张丽杰. 2015. 对分课堂教学模式及其师生角色分析. 辽宁师范大学学报, 38(5): 653-658.

杨艳杰. 2014. 护理心理学. 第 3 版. 北京: 人民卫生出版社.

张学新. 2014. 对分课堂: 大学课堂教学改革的新探索. 复旦教育论坛, (5): 5-10.

张学新. 2014. 对分课堂核心理念. http://www. duifen. org[2014-12-10].

郑修霞. 2015. 妇产科护理学. 第 5 版. 北京: 人民卫生出版社.

周谊霞. 2015. 护理综合实训. 第 1 版. 北京: 中国医药科技出版社.

作 者 简 介

刘志平　河南平顶山人，平顶山学院医学院副教授，医学学士。1992年毕业于河南中医学院中医系，从事"中医护理学""妇产科护理学""护理心理学"课程教学，参编《中医学概要》《中医护理学》《妇产科护理学》等多部著作。平顶山市优质课教师，2009年获平顶山市青年科技奖。

岳梦琳　河南平顶山人，平顶山学院医学院讲师，医学硕士。2004年毕业于新乡医学院护理系，2016年获新乡医学院硕士学位，研究方向为慢性病的预防。2016年发表论文3篇（其中1篇被美国SCIE数据库收录），参编全国高职高专院校创新教材《外科护理学》。主持2016年河南省卫生和计划生育委员会医学教育研究项目。

王继红　河南西华人，平顶山学院医学院护理系主任，讲师，护理学学士。2003年毕业于新乡医学院护理系，平顶山市优秀教师，平顶山学院优质课教师。主持平顶山市社会科学学会项目2项，参与河南省卫生和计划生育委员会项目1项。

周　瑾　浙江绍兴人，绍兴文理学院教授，主任护师，临床医学本科。主持浙江省省级教学改革课题2项，曾2次获得校教学优秀奖。现任浙江省护理学会护理专业委员会委员，绍兴市护理学会副秘书长、常务理事。

对分课堂教学手册丛书